Dr Joseph TRÉMOLIÈRES

Ancien Interne des Hôpitaux et de la Clinique d'Accouchements
Lauréat de la Faculté de Médecine
Lauréat de la Faculté des Sciences
Membre de la Société Anatomo-Clinique de Toulouse

❧

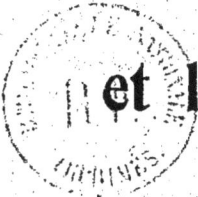

Fractures du Nez
et leur Traitement

Tout est dit et l'on vient trop tard depuis
six mille ans qu'il y a des hommes et
qui pensent.

(LA BRUYÈRE, *Caractères*).

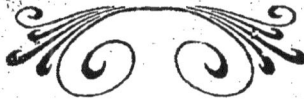

TOULOUSE

CH. DIRION, LIBRAIRE-ÉDITEUR

22, rue de Metz et rue des Marchands, 33

1910

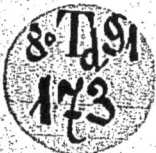

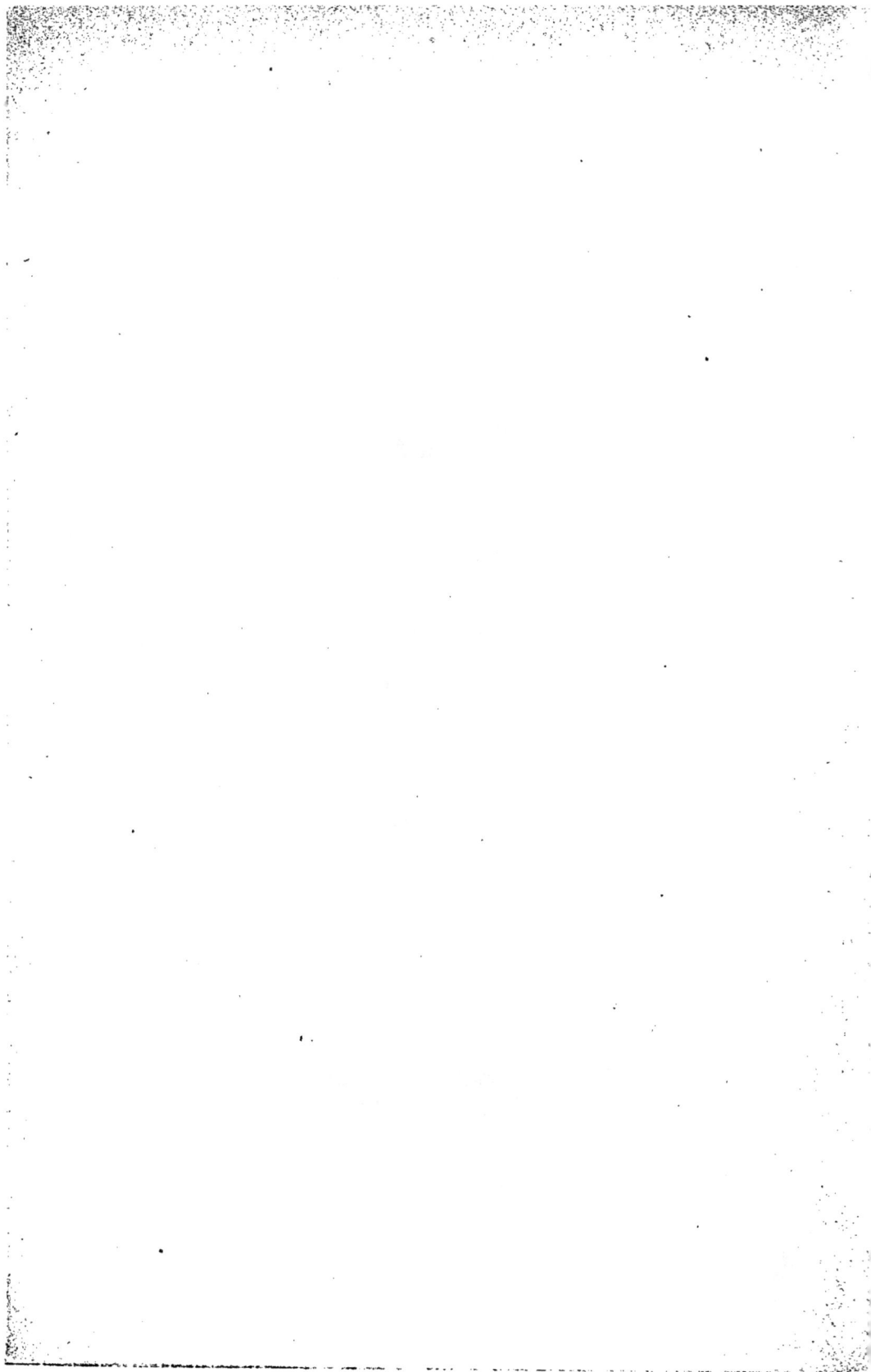

Dr Joseph TRÉMOLIÈRES
Ancien Interne des Hôpitaux et de la Clinique d'Accouchements
Lauréat de la Faculté de Médecine
Lauréat de la Faculté des Sciences
Membre de la Société Anatomo-Clinique de Toulouse

Fractures du Nez
et leur Traitement

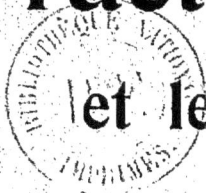

Tout est dit et l'on vient trop tard depuis
six mille ans qu'il y a des hommes et
qui pensent.

(LA BRUYÈRE, *Caractères*).

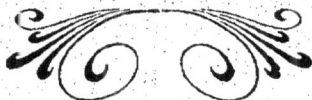

TOULOUSE
Ch. DIRION, LIBRAIRE-ÉDITEUR
22, rue de Metz et rue des Marchands, 33
—
1910

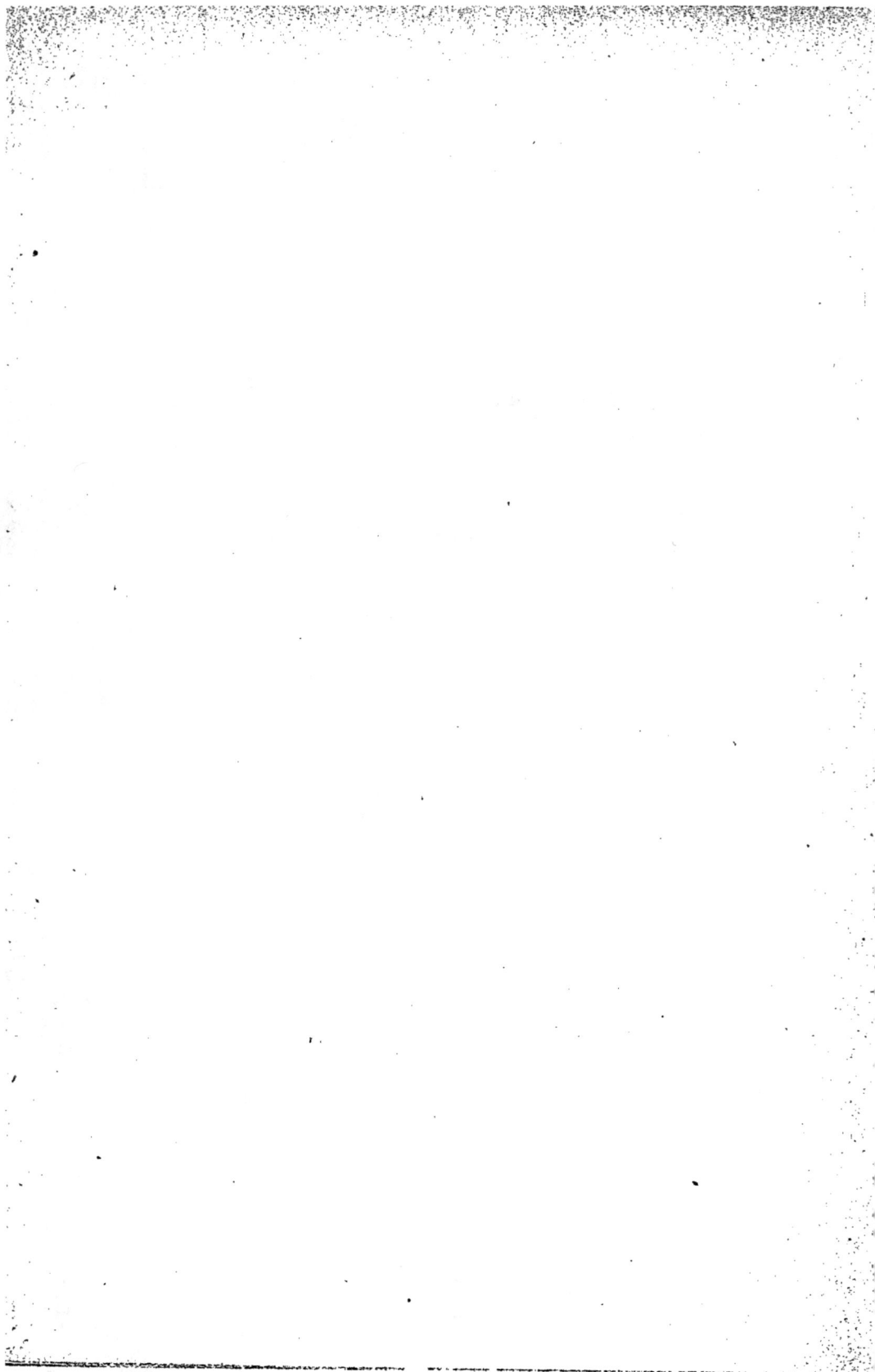

TRAVAUX DU MÊME AUTEUR

Chondrome ossifiant de l'épine de l'omoplate. (*Toulouse médical*, 1 décembre 1907.)

Sarcome ganglionnaire de la face latérale du cou. (*Toulouse médical*, 1 décembre 1907.)

Sur un cas de cylindrome de la face. (*Toulouse médical*, 1 avril 1908.)

Tumeur parasternale. (Société anatomo-clinique, 19 décembre 1908.)

Kyste de l'ovaire avec torsion du pédicule. (Société anatomo-clinique, 3 février 1909.)

Mort subite par symphyse cardiaque. (En collaboration avec M. le docteur de Verbizier, chef de clinique médicale.) (Société anatomo-clinique, 5 avril 1909.)

Traitement des prolapsus génitaux. (*Province médicale*, 26 juin 1909. — *Semaine gynécologique*, 24 août 1909. — *Archives médicales de Toulouse*, 1er octobre, 15 octobre 1909.)

Sur un cas de maladie de Roger. (En collaboration avec M. le professeur R. Cestan.) (*Toulouse médical*, 1er octobre 1909. — *Province médicale*, 18 décembre 1909.)

Zona et varicelle. (*Toulouse médical*, 1er décembre 1909.)

Corps étranger de l'œsophage ; extraction sous le contrôle de l'œsophagoscopie. (*Toulouse médical*, 15 décembre 1909.)

A propos de leucothérapie. Traitement des abcès froids par l'essence de térébenthine. (*Toulouse médical*, 31 décembre 1909.)

Bride vaginale, persistance partielle de la cloison des segments vaginaux des deux conduits de Müller. Trois grossesses successives interrompues au cinquième mois. (*Semaine gynécologique de Paris*, 11 janvier 1910.)

EN PRÉPARATION

Abcès de la région sus-claviculaire par corps étranger de l'œsophage. (En collaboration avec M. Tournier, Interne des Hôpitaux, aide d'anatomie à la Faculté.) (*Archives internationales de laryngologie*, 1910.)

A LA MÉMOIRE VÉNÉRÉE DE MON PÈRE

Trop tôt ravi à notre affection. Sa vie toute
de bonté et de loyauté reste pour moi le
plus cher idéal et le meilleur exemple.

~~~~~

A MA MÈRE

~~~~~

A LA COMPAGNE DE MA VIE
A MA FILLE

~~~~~

A MA SŒUR — A MON FRÈRE

~~~~~

A TOUS MES PARENTS

~~~~~

A MES AMIS

~~~~~

A MES CAMARADES DE L'INTERNAT

A MES MAITRES DANS LES HOPITAUX

Stage 1903-1904.... { M. le Professeur CAUBET. / M. le Professeur E. CESTAN.

— 1905-1906.... { M. le Professeur MOSSÉ. / M. le Professeur JEANNEL.

Externat 1906-1907. { M. le Professeur JEANNEL. / M. le Professeur MOSSÉ. / M. le Professeur FRENKEL.

Internat 1907-1908. { M. le Professeur TAPIE. / M. le Professeur AUDEBERT.

— 1908-1909. { M. le Professeur JEANNEL. / M. le Docteur BASSET.

— 1909-1910. { M. le Professeur MÉRIEL. / M. le Docteur DAMBRIN. / M. le Docteur ESCAT.

MM. les Professeurs AUDRY, BÉZY, RÉMOND
M. le Docteur GILLES.

A MES MAITRES DE LA FACULTÉ

MM. les Professeurs TOURNEUX, ANDRÉ, MARIE, RISPAL, BARDIER, BAYLAC, R. CESTAN, DALOUS, H. CAUBET, GARIPUY.

A tous   s qui nous ont initié à la pratique de notre art   t honoré de leur bienveillance, nous sommes h   ax d'adresser aujourd'hui l'expression de notre gratitude.

INTRODUCTION

Le traitement des fractures du nez ne paraît pas avoir suffisamment attiré l'attention des chirurgiens de notre époque. Les ouvrages spéciaux ne le mentionnent qu'en passant et les traités classiques se bornent à répéter l'énumeration de nombreux appareils et le nom de leurs auteurs. Cependant, de par la situation même de l'organe, la fracture du nez est toujours une lésion sérieuse. Et si, de prime abord, le malade qui en est victime n'y prête pas attention, les conséquences tardives de l'accident lui feront regretter un jour sa négligence. En effet, « les déformations du nez et ses déviations sont peu sensibles après le traumatisme ; elles sont masquées par le gonflement des parties molles qui les accompagne et qui est toujours considérable. C'est plus tard qu'elles s'accusent et une dépression dorsale, d'abord peu marquée, deviendra une véritable difformité (1). »

A notre époque de chirurgie esthétique, on devrait donc se préoccuper davantage de la question des frac-

(1) NÉLATON et OMBRÉDANNE, *La Rhinoplastie*, p. 7.

tures du nez. Ce n'est pourtant pas à combler cette
lacune que prétend ce modeste travail. Il nous permettra simplement de ramener le sujet à ses justes
proportions, de souligner l'importance de la lésion
en cause et l'utilité de son traitement. Mais nous vou-
drions surtout mettre en lumière cette notion, capitale
à notre avis, que le traitement est d'autant plus efficace qu'il est plus simple.

Du reste, n'est-ce pas la tendance actuelle de la
chirurgie ? Avec quelle simplicité n'a-t-elle pas con-
juré ce danger qui découragea si longtemps les plus
habiles chirurgiens et que Nélaton déplorait encore
en disant (1) : « Toute incision de la peau est une porte
d'entrée pour la mort ! » S'il nous était permis d'avoir
une opinion en pareille matière, nous reprendrions
pour notre compte quelques-unes des réflexions na-
guère émises par M. Richelot sur la Chirurgie simple (2). Comme il le note avec esprit, le temps n'est plus
des chirurgiens qui font retourner les bustes et décro-
cher les tableaux. « L'asepsie se réalise entre la région
malade les instruments et les doigts du chirurgien. »
Simplifier la technique (3) et l'instrumentation, telle

(1) Leçon d'ouverture du cours de clinique chirurgicale du
professeur QUÉNU. (In *Presse médicale*, 10 mars 1909.)

(2) Discours d'ouverture du Congrès de chirurgie (octobre
1909.)

(3) Nous n'oublions pas que M. le professeur JEANNEL voulut
bien nous confier la rédaction d'un travail sur sa technique
si simple, si rationnelle et si efficace du traitement des pro-

doit être la préoccupation constante du chirurgien ;
telle est, du moins, la condition du progrès chirurgical. Nous ne voulons pas dire cependant qu'être
simple signifie être simpliste et qu'opération simple
est synonyme d'opération incomplète. Nous ne pré-
tendons pas, non plus, qu'il faut dégarnir les arsenaux
des salles d'opérations. Que vaudrait le plus beau
marbre pour l'artiste qui n'aurait pas son ciseau ?
Souvent, au contraire, l'usage d'un instrument ingénieux, en permettant un accès plus facile dans la pro-
fondeur du champ opératoire ou en abrégeant la durée
de l'intervention réalise un véritable perfectionnement.
Mais, d'une façon générale, « les inventions les plus
ingénieuses, les raffinement les plus précieux ne va-
lent pas de voir juste ce qu'il faut faire et de l'exécuter
simplement (1) ».

Peut-être la chirurgie oto-rhino-laryngologique
a-t-elle un peu méconnu ces principes. Mais ceux
qui lui en feraient trop amèrement le reproche doivent se souvenir que toute science ne s'élabore que
lentement et que l'oto-rhino-laryngologie est, pour
ainsi dire, née d'hier. Du reste, chez elle aussi, un
courant se dessine vers la simplicité et les meilleurs
parmi ses représentants ne craignent pas de s'y con-

lapsus génitaux. Nous sommes heureux de l'occasion qui
nous est offerte de remercier notre maître pour l'honneur
qu'il nous fit en cette circonstance.

(1) RICHELOT, loco citato.

former. Cette pratique de la chirurgie simple est en
honneur dans le service de notre maître M. le docteur
Escat, qui la tient à son tour de son maître Lubet-
Barbon. Il a bien voulu nous permettre de consacrer
à l'étude d'un point de son application le sujet de
notre thèse inaugurale.

Nous aurons donc en vue, dans les pages qui vont
suivre, le traitement simplifié des fractures du nez.
Nous nous efforcerons de montrer que, dans la géné-
ralité des cas, elles peuvent guérir sans appareil de
prothèse, grâce à une bonne réduction. La méthode
que nous adoptons ne demande ni beaucoup de connaissances spéciales, ni d'instruments particuliers.
Elle est à la portée de quiconque voudra la tenter.
Tout médecin, dans quelque condition qu'il se
trouve, sera capable de l'appliquer avec les seules
ressources de son arsenal ordinaire. Et c'est là, pen-
sons-nous, ce qui en constitue le mérite et la valeur.

Avant d'aborder l'exposé de la technique de notre
maître, nous nous livrerons à quelques considéra-
tions anatomiques et cliniques qui nous paraissent de
nature à la justifier. Nous ferons également l'historique
de la question. Car, disons-le tout de suite, le traitement que nous allons étudier n'est pas entièrement
nouveau. Si nous avons à faire connaître quelques
détails particuliers de son application, nous tenons
à constater que son principe se trouve déjà dans les

admirables livres hippocratiques que l'on parcourt toujours avec fruit et dont le professeur Chauffard vient de dire avec juste raison : « Les siècles ont passé et, dans le recul des âges, la médecine antique reste debout comme un portique majestueux, beau par la grandeur et la simplicité de ses lignes. Sous ce portique ont passé et passeront toutes les générations médicales (1) ».

(1) Leçon d'ouverture du cours d'Histoire de la médecine. (*Presse médicale*, 20 mars 1909.)

CHAPITRE PREMIER

HISTORIQUE

S'il est vrai, comme l'écrit Gerdy, que les « arts indispensables à l'homme naissent aussitôt que la nécessité s'en fait sentir », le traitement des fractures du nez doit être aussi ancien que le monde. Nous ne suivrons pas l'intéressant auteur du *Traité des Bandages* jusqu'aux époques fabuleuses et nous ne rechercherons pas s'il est légitime d'attribuer au centaure Chiron l'art « de la déligation (1) ». En nous bornant aux documents plus certains que les légendes mythologiques, nous sommes surpris de voir avec quelle autorité les anciens ont traité la question qui nous occupe. A tel point, dit Malgaigne, que « les modernes n'ont fait que les suivre et n'ont même pas posé les indications d'une manière aussi complète. »

Nous n'exposerons pas tout ce que contient la littérature médicale sur les fractures du nez. Nous nous bornerons à décrire les diverses méthodes employées

(1) *C'est-à-dire l'art de faire les bandages.*

jusqu'à nos jours en faisant une revue rapides des auteurs de l'antiquité grecque et romaine, des Arabes et des Arabistes, enfin des chirurgiens modernes.

Dans la Grèce antique, on poussait assez loin le souci de l'esthétique pour qu'Hippocrate pût demander au malade de tenir constamment son nez avec les doigts. C'est ainsi qu'il assurait la contention des fragments. Pour les réduire, il se servait du doigt ou « d'une forte spatule servant à tendre les emplâtres ». Mais telle n'était pas sans doute la pratique de ses contemporains, car le Père de la Médecine s'indigne contre ceux « qui se plaisent à faire de beaux bandages sans discernement et font souvent beaucoup de mal. Le chirurgien n'en tire d'autre avantage que celui d'avoir fait parade de son adresse à faire les bandages du nez élégamment. Cependant leur application produit un effet tout contraire à celui qu'on doit se proposer. Si la fracture expose à devenir camard, les bandes pressant sur le haut du nez en rendent davantage ; pareillement si le nez est tourné de droite ou de gauche, il est manifeste que le bandage, loin d'être utile, augmente plutôt la difformité. »

Dans les cas de déviation latérale, Hippocrate conseille d'opérer le redressement avec un tampon de substance quelconque introduit dans les narines. « Je me suis servi une fois, écrit-il, d'un morceau de poumon de brebis. » Puis il colle sur le bout du nez une bande de cuir de Carthage qu'il enroule autour du front et qui tire en sens inverse de la déviation.

C'est ainsi qu'on traitait les fractures du nez, plus de quatre siècles avant notre ère. Nous retrouverons la même méthode jusqu'au seizième siècle, car « c'est toujours Hippocrate que nous voyons sans cesse, à travers l'École d'Alexandrie, derrière Galien et, par Galien, dans les compilations des Arabes et des Arabistes (1) ».

Celse, au siècle d'Auguste, applique à l'extérieur une bande enduite de farine de froment et de poudre d'encens. « Ce mélange, dit-il, adhère bien intimement à la peau et, en durcissant, maintient parfaitement le cartilage. »

Galien nous a conservé la pratique de l'École d'Alexandrie. Il décrit dans son *Traité des Bandages*, la « palissade » d'Amyntas, de Rhodes, qui vivait vers 264 avant J.-C. Il emploie lui-même ce procédé dans les déviations latérales. Mais il conseille également la lanière d'Hippocrate.

Au quatrième siècle, Oribase, médecin de l'empereur Julien, « maître et modèle des compilateurs (2) », fait une sorte d'encyclopédie des connaissances médicales de son temps. Il conseille la réduction avec les doigts « en relevant non sur la partie antérieure du nez, mais là où la portion fracturée de cet organe

---

(1) DAREMBERG, *Histoire des sciences médicales*, p. 95.
(2) *Id., loc. cit.*

s'est le plus fortement abaissée dans sa cavité ». Pour
les déviations, il décrit le « déplaceur d'Héliodore »,
qui n'est qu'une modification de la lanière d'Hippocrate.

Cette lanière n'était pas en faveur auprès des contemporains de Paul d'Egine. Celui-ci l'emploie cependant et la ramène, par dessus l'oreille, vers l'occiput.

Avec Paul d'Egine, qui écrivait vers 660, finit la
série des médecins de l'antiquité. Après lui, en effet,
les ouvrages grecs ne sont que des Sommes, c'est-à-
dire des abrégés d'ouvrages déjà parus.

Les Arabes, traducteurs des Grecs, n'ont rien
apporté de nouveau à la question des fractures du
nez. Chez eux, la chirurgie n'était guère en honneur ;
les médecins l'abandonnaient volontier aux rebou-
teurs et aux magiciens. Aussi Avicenne, le Prince de
la Médecine arabe, se contente de reproduire Hippocrate et proscrit formellement le bandage. « *Et non
componatur super nasum ligamentum, nisi sit illic
eminentia magna.* »

Abulcassis, de Cordoue, repousse aussi le bandage
et se sert d'un mélange de farine et de blanc d'œuf.

La même doctrine se retrouve chez les Arabistes
Italiens Lanfranc et Théodoric.

Guy de Chauliac, le dernier des Arabistes, prescrit,
dans sa *Grande Chirurgie*, que « le nez soit soutenu
par intromission des doigts ou de quelque baston en
dedans, et que par dehors il soit esgalisé de l'autre

main. » Il applique sur le foyer de la fracture des tampons de charpie enduits de blanc d'œuf et, par dessus, un emplâtre de farine, de poudre de roses et d'huile rosat. Puis il bande le tout « le plus commodément possible ».

Au seizième siècle, la médecine commence à s'affranchir du dogme galénique. Avec la renaissance littéraire et artistique, arrivent les découvertes scientifiques et les nouvelles méthodes chirurgicales.

Ambroise Paré, à qui « l'humanité doit un éternel souvenir (1) » note d'abord l'importance d'une bonne réduction : car « où il ne sera pas bien réduit, le malade demeurera camus ou aura le nez tortu et par conséquent difficulté de respirer ». Pour opérer cette réduction « faut baisser l'os qui est trop éminent et celuy qui est trop baissé, le faut relever avec une espatule ou un petit baston approprié à ce faire, garni et enveloppé de cotton ou de linge à fin de faire moins de douleur au malade ». L'originalité d'Ambroise Paré consiste dans l'emploi de canules métalliques. « Souventes fois, écrit-il, j'y ay mis des tentes cannulées faites d'or ou d'argent ou de plomb, lesquelles étaient attachées par un filet à la coëffe ou bonnet de nuit du malade. » A moins de nécessité absolue, il faut se garder de « presser le nez par le bandage, de peur de le rendre large, enfoncé ou tortu. » Il suffit d'ap-

_____

(1) GENDY, *Traité des bandages.*

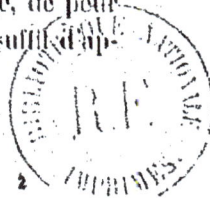

pliquer un médicament (1) composé de diverses substances, lequel « a la puissance de réprimer la fluxion, tarir et desseicher l'humeur, et aider à tenir les os en leur lieu ».

Au siècle suivant, le Vénitien Fabrice d'Acquapendente conserve les canules métalliques, dont il précise soigneusement les dimensions et la forme, « qui ne soit pas ronde, mais plutôt presque plate et correspondante à la cavité intérieure des narines ; mais il faut qu'elle soit assez longue et que le bout d'en bas passe un peu le nez pour servir de prise quand on la voudra ôter de là. » Il indique le rôle de la canule : soutien des fragments, maintien de la respiration et drainage des mucosités.

Vers la même époque, Verduc assure la contention au moyen de canules en plomb. A l'extérieur, il pose un appareil très ingénieux : des compresses de linge formant attelle de chaque côté du nez et par dessus un petit triangle de carton, le tout maintenu par un bandage.

Jean-Louis Petit et Duverney ne voient aucun avantage à l'emploi des appareils. Ils tamponnent avec de

---

(1) A titre de curiosité, nous donnons la formule de ce médicament :

Thuris, mastiches, boli Armeniæ, sanguinis draconis ana.
Aluminis rochæ, resinæ pini siccæ ana.
Pulverisentur subtilissimè.
Item farinæ volatilis.
Albuminum ovorum quantum sufficit.
Incorporantur omnia simul, et fiat medicamentum.

— 19 —

l. charpie et appliquent sur le dos du nez des compresses froides résolutives.

Heister, célèbre chirurgien d'Allemagne (1), dans ses *Institutions de chirurgie*, dessine le modèle d'un bandage extérieur et reste fidèle aux canules de plomb ou d'argent. Il fait toutefois observer que certains chirurgiens les délaissent, « ayant remarqué que les malades ne pouvaient les supporter ».

Les auteurs du *Compendium* attribuent à Brambilla, « homme de plus de savoir faire que de savoir (2) » l'idée de réunir les tubes intra-nasaux à une plaque métallique appuyée sur la lèvre.

Un appareil analogue est décrit en Angleterre par Benjamin Bell, dans son *Cours complet de Chirurgie* (1796). Il coiffe de charpie les canules et fixe l'appareil par deux liens noués derrière la tête.

Au début du siècle dernier, A. Dubois perfectionne la technique de Brambilla et de Benjamin Bell. Son appareil est décrit par Gerdy dans le *Traité des Bandages* et par Malgaigne dans le *Traité des Fractures*. Deux demi-cercles métalliques articulés au niveau de la tempe passent, l'un devant la lèvre supérieure, l'autre derrière l'occiput. Des rubans tendus sur la tête et sous la nuque maintiennent cet anneau, à l'arc antérieur duquel se fixe une fourchette à deux tiges, une pour chaque narine. Une vis actionnant la charnière

(1) GERDY, *loc. cit.*
(1) DAREMBERG, *loc. cit.*, p. 1237.

règle les mouvements de la fourchette et permet de soulever les os suivant le besoin.

L'instrument de Dubois, dont le principe se retrouve dans la plupart des modèles actuels, pressait de dedans en dehors sur les os fracturés. Celui de Théophile Royère, présenté en 1820 dans le *Recueil de médecine militaire*, opère une compression extérieure. Il est formé d'un anneau de fer entourant la tête ; de sa partie antérieure se détache un ressort portant une lame de pression. Celle-ci s'appuie sur le côté correspondant à la déviation et repousse le nez de l'autre côté.

Lisfranc revient à une technique plus simple, redresse les fragments des os propres en tamponnant assez haut avec de la charpie. Contre les déviations, il colle sur le nez une bande de diachylon et la tend du côté opposé.

Malgaigne, qui a écrit un intéressant chapitre sur l'historique de la question, déclare que la conduite à tenir doit s'inspirer des indications. Il préconise une gouttière en plomb exactement moulée sur le nez, pour remédier aux déviations.

Poinsot emploie des vessies de caoutchouc gonflées d'air. Ce procédé commode lui paraît préférable aux appareils de Dubois et des autres qu'il juge encombrants, coûteux et inutiles.

C'est également l'opinion de Spillmann, dans l'article du Dictionnaire de Dechambre.

Enfin, on lit, dans les traités classiques, la description de l'appareil plâtré de Mollière, modifié par

Chandelux. Sa confection et ses indications ont fait l'objet d'une excellente étude de Chevallet (thèse de Lyon 1889), à laquelle nous avons fait de larges emprunts.

La littérature médicale étrangère renferme un grand nombre de documents. Les Américains surtout et les Anglais se sont occupés sérieusement de la question.

Nous avons déjà vu l'appareil de Benjamin Bell. En 1875, W. Adams a présenté une instrumentation complète. Pour les fractures des os propres, il opère la réduction avec un petit forceps à branches parallèles ; il la maintient avec un appareil analogue à celui de Royère. Dans la fracture du cartilage, il emploie deux lames qui soutiennent la cloison et dont la forme et l'articulation rappellent un forceps à branches croisées, y compris la vis de pression. Il laisse l'appareil deux ou trois jours et l'échange ensuite contre des tampons d'ivoire, que le malade peut retirer à volonté.

Hamilton garnit les fosses nasales de tampons de charpie repérés chacun par un fil qui permette de les enlever dans l'ordre où on les a placés. A l'extérieur, des compresses de coton souple ou de lint lui paraissent préférables aux moules de cire, de plomb ou de gutta percha, qu'il réserve aux déviations

Gross, de Philadelphie, conseille de maintenir les fragments au moyen d'une bande de diachylon placée en travers du nez, d'une joue à l'autre.

Packard, de Philadelphie, place dans le nez de grosses sondes de caoutchouc et au dehors un emplâtre adhésif.

Lewis H. Mason, de Brooklyn (1880), recommande une méthode originale contre les affaissements de la voûte. Il perfore le nez, au-dessous des fragments, avec des aiguilles dorées ou nickelées et en réunit les extrémités avec du caoutchouc sur le dos du nez. L'aiguille, ainsi placée, forme un tirant de voûte qui maintient parfaitement l'arcade nasale.

Ce procédé a réussi entre les mains de Fiefield, de Boston, chez un jeune garçon atteint de fracture comminutive.

La technique de W. J. Walsham (1884) est identique à celle de W. Adams pour les fractures de la cloison. Il se contente de recouvrir les lames du compresseur avec du caoutchouc, et aux tampons d'ivoire il substitue des tampons creux en caoutchouc, moins gênants pour le malade. Pour obvier à la déviation, il couvre la face d'un masque de cuir moulé sur elle. De chaque côté du nez, des plaques à tampons, gouvernées par des vis, opèrent la compression.

De nos jours, tous ces appareils sont un peu délaissés, même en Amérique. Au congrès de laryngologie de Washington, en 1900, presque tous les rhinologistes ont admis qu'un redressement bien fait et le tamponnement avec de la gaze amènent généralement la consolidation en bonne position.

En Allemagne, nous retrouvons encore quelques nouvelles méthodes.

Au début du siècle dernier, Dzondi se servait de papier mâché pour corriger les déformations.

Le professeur von Dumreicher propose, pour maintenir la réduction, des badigeonnages répétés avec du collodion.

O. Weber, d'Heildelberg, réduit la fracture avec la pince à polypes. Il remédie aux déviations au moyen d'attelles latérales de carton ou gutta-percha fixées par une bande de diachylon.

Jurasz, d'Heidelberg, a modifié le compresseur à vis d'Adams en introduisant séparément chacune des branches comme on le fait dans les applications de forceps.

Cozzolino (de Naples) a remanié à son tour la pince de Jurasz, faisant pour elle ce que Walsham avait fait pour le compresseur d'Adams. Il enveloppe de caoutchouc l'instrument et le rend ainsi moins irritant pour la muqueuse.

Tels sont quelques-uns (1) des innombrables moyens dont dispose la chirurgie pour remédier aux déformations qui accompagnent les fractures du nez.

Nous arrêterons ici notre historique.

Nous n'avons pas voulu insister sur la description

(1) Nous avons volontairement passé sous silence les ingénieux appareils de M. Claude Martin, de Lyon, que nous retrouverons dans un prochain chapitre.

de ces diverses méthodes parce que nous pensons qu'aucune « ne donne de meilleurs résultats qu'une correction immédiate de la déformation faite avec des tampons aseptiques quelconques. Mais tous ces appareils peuvent ultérieurement rendre des services pour rectifier la direction du nez et méritent à cet égard d'être signalés (1) ».

(1) NÉLATON et OMBRÉDANNE, *La Rhinoplastie.*

CHAPITRE II

Considérations Anatomiques

Le nez est la saillie que forme sur la face l'entrée des fosses nasales. Cette saillie a reçu de certains anatomistes le nom de nez extérieur par opposition aux fosses nasales elles-mêmes, qu'ils appellent nez intérieur (Zuckerkandl). Le nez extérieur retiendra seul notre attention.

De tout temps fut attribuée à la forme du nez une grande valeur physiognomonique, comme en témoigne le vieux dicton : « *Noscetur a naso quantum sit hasta viro.* » En effet, recourbé, le nez signifiait courage ; délié, il voulait dire finesse ; gros et rouge, il accusait la sensualité. Du reste, les formes extérieures de l'appendice nasal ont été le souci constant des époques artistiques. « Dans l'antiquité, les eunuques avaient soin de modeler le nez de façon à réprimer par des manipulations régulières les écarts morphologiques (1) ».

La forme de l'auvent nasal rappelle une pyramide

(1) DALLY, In *Dictionnaire* de DECHAMBRE.

triangulaire dressée verticalement. La base de la
pyramide est perforée par les narines. Le sommet se
trouve immédiatement au-dessous de la portion nasale du frontal et constitue la racine du nez. La face
postérieure se confond avec les fosses nasales. Les
deux faces latérales se rejoignent sur la ligne médiane pour constituer une arête mousse qu'on appelle le dos du nez. Cette arête s'étend depuis la racine de l'organe jusqu'à son extrémité antérieure ou
lobule du nez.

C'est l'arête du nez qui lui donne son aspect caractéristique. Elle décrit une ligne droite, brisée, convexe ou concave : droite dans les beaux types
Aryens, souvent brisée chez les Américains, régu-
lièrement convexe chez les Syro-Arabes et les Juifs,
presque verticale enfin quand les ailes et les narines
atteignent un grand développement latéral, comme
chez les Chinois et les Malais. De là les différentes
variétés de nez : grec, droit, aquilin ou busqué, re-
troussé ou épaté, dont la description ne saurait trouver place dans le présent travail.

Ce qui mérite de nous arrêter plus longtemps, c'est
la charpente du squelette nasal. Elle comprend des
parties osseuses et d'autres cartilagineuses. Les éléments osseux forment la moitié supérieure, rigide et
fixe du nez extérieur, située entre les orbites ; les
éléments cartilagineux représentent la portion inférieure, flexible et mobile de l'organe.

La partie osseuse du nez extérieur se compose de

six pièces : les apophyses montantes des maxillaires,
l'apophyse nasale du frontal, la lame perpendiculaire
de l'ethmoïde et les deux os propres du nez. Si on
regarde un crâne de profil on constate que les os propres, dans la race caucasique du moins, se placent
dans le prolongement de la paroi faciale des apophyses montantes. Celles-ci forment donc, en partie, les
parois latérales du nez et de leur position sagittale
ou frontale dépend la plus ou moins grande saillie
du nez extérieur. A cette situation et à ces rapports,
les apophyses frontales des maxillaires doivent d'être
fracturées souvent en même temps que les os propres.

Aphophyses montantes et os propres s'unissent
par leur extrémité supérieure à la partie nasale du
frontal, qui constitue pour la racine du nez un point
d'appui solide. A l'épine nasale du frontal se ratta-
che encore la lame perpendiculaire de l'ethmoïde,
par son bord antérieur ; son bord postérieur se soude
au sphénoïde et au vomer.

C'est dans le cadre formé par les deux apophyses
montantes et le frontal que se placent les deux os
propres du nez. Ils s'appuient donc à la fois sur le
frontal, le maxillaire supérieur et la lame perpendiculaire. Leur union à l'épine nasale se fait par une
large surface et cette particularité, jointe aux diffé-
rences de constitution de leurs diverses parties,
explique la plus grande fréquence des fractures des
os propres à la partie inférieure. En effet, l'épais-

seur de ces lames osseuses diminue notablement de
haut en bas.

Les deux os propres du nez sont situés de chaque
côté de la ligne médiane. Leur forme est allongée,
quadrilatère, un peu courbée en forme de selle. Ils
présentent deux faces, l'antérieure ou cutanée, criblée
d'orifices vasculaires ; la postérieure ou nasale est, au
contraire, rugueuse et l'on y voit un sillon longitudinal
où se loge le nerf ethmoïdal antérieur. Par leurs bords
les os du nez s'unissent d'une part entre eux sur la
ligne médiane, d'autre part avec les os voisins. Leur
bord inférieur est libre de toute connexion osseuse ;
il reçoit l'insertion des cartilages latéraux.

Les os propres, comme la racine du nez qu'ils soutiennent, vont généralement en s'élargissant de haut
en bas. Leur forme et leurs dimensions sont, du reste,
très variables suivant les individus et les races. Ils
peuvent manquer des deux côtés. On les a vus augmenter de nombre et l'on connaît des cas de nez double. Le Musée de la Faculté de médecine de Montpel-
lier possède le crâne d'une femme qui avait deux nez,
munis chacun de deux os propres, un troisième œil
atrophié et un troisième hémisphère cérébral rudi-
mentaire. Boyer cite le cas rapporté par Pierre Borelli
du charpentier qui avait deux nez. Enfin, Robert
Lehmann-Nitsche a fait mention, en 1901, d'un jeune
voleur de 22 ans qui possédait deux nez et trois yeux.

La forme des os propres peut varier par excès, em-
piétant sur les maxillaires ou le frontal, par défaut

rendant très étroite la racine du nez. Elle peut-être triangulaire, losangique, rappeler celle d'un sablier ou d'un corset, etc. Toutes ces modifications ont fait l'objet d'une intéressante étude du professeur Le Double, dans son savant Traité des *Variations des os de la Face de l'Homme*. Zuckerkandl, qui a consacré quelques pages à cette question, a établi l'importance des vices de conformation des os du nez, au point de vue de l'anthropologie zoologique. « Le développement défectueux des os du nez, écrit-il, est un fait intéressant, en ce sens que chez les singes anthropoïdes, l'atrophie marquée et leur fusion entre eux est la règle... Quelques formes d'os nasaux rudimentaires constituent par excellence un caractère pithécoïde. » Aussi ce sont les races inférieures qui présentent ces anomalies. Chez les Hottentots et les Boschimans, par exemple, les deux os sont souvent fusionnés à l'âge de 20 ou 25 ans. Dans la race blanche, au contraire, ils demeurent indépendants l'un de l'autre pendant toute la vie ou ne se soudent qu'à l'extrême vieillesse.

C'est encore des variations de dimension des os propres, mais dans leur largeur surtout, que dépend l'indice nasal de Broca, indice dont la détermination fournit tant de données anthropologiques et ethnographiques. L'indice nasal est représenté par le rapport qui existe entre la largeur maxima de l'orifice piriforme, multipliée par 100, et la hauteur qui sépare la suture naso-frontale de l'épine nasale du maxillaire. Par des mensurations portant sur 122 crânes

européens, Broca est arrivé au chiffre moyen de
46,81. L'indice nasal sépare nettement les races nègres d'avec les races européennes. Parmi celles-ci les
Auvergnats occupent le rang le plus élevé de l'échelle,
avec l'indice le plus fort. Puis viennent les Parisiens,
et, en troisième ligne, les Hollandais. Le plus petit
indice est celui des Esquimaux, qui ne dépasse guère
42, le plus large celui des Hottentots, qui atteint 58.
Sur ces chiffres, on a basé des classifications établis-
sant trois types différents :

1° Les leptorhiniens (indice 42—47) qui compren-
nent la race blanche du type caucasique, au nez rela-
tivement long et étroit.

2° Les mesorhiniens (indice 48—52), représentés
par le type mongol.

3° Les platyrhiniens, au nez large (indice 52—58),
comprenant les Hottentots, les Cafres, les Austra-
liens, les nègres de l'Afrique occidentale, etc...

En outre « l'étude de l'indice nasal dans les cou-
ches successives d'une même population permet de
reconnaître les fluctuations morphologiques que les
conquêtes, les émigrations et 'es croisements y intro-
duisent, quand un écart notable existe entre l'indice
des nouveaux venus et celui des anciens occupants du
sol. C'est ainsi que l'indice nasal des sépultures méro-
vingiennes est sensiblement supérieur à celui des po-
pulations antérieures à l'arrivée des Francs (1) ». En

(1) DALLY, loc. cit.

effet, les Gaulois avaient un indice nasal petit (45,68). L'invasion des Francs, au nez mongol, fit monter cet indice à 48,87. Bien que, depuis lors, il diminue d'une façon constante, quinze siècles n'ont pas suffi à effacer cette trace de l'intrusion germanique et il nous faudra quatre cents ans encore pour atteindre la finesse du nez de nos ancêtres (1).

Il n'est pas jusqu'à la nature du sol qui n'ait son influence sur la conformation du visage et en particulier sur la forme du nez. Les études comparatives que MM. Baroux et Sergeant viennent de faire des hommes et des animaux du pays flamand et du pays picard sont très intéressantes à ce point de vue. En Flandre, où le pays est plat, le sol imperméable et l'atmosphère humide, le nez est volumineux, à narines béantes. Au contraire, l'homme de Picardie, qui habite un pays de collines, au sol très perméable, et vit dans une atmosphère sèche, possède un nez petit, à racine étroite.

On nous pardonnera la petite disgression contenue dans les quelques lignes qui précèdent. Nous ne la jugeons pas entièrement hors de propos, car elle montre l'intérêt qui s'attache, à beaucoup d'égards, à l'étude de l'anatomie normale du nez extérieur et, par suite, aux désordres que le traumatisme peut y apporter.

Le squelette osseux du nez, tel que nous l'avons

(1) Hovorka, *Die aussere Nase.*

passé en revue, limite sur le crâne macéré, l'ouverture unique qui conduit dans les fosses nasales et qu'on appelle l'orifice piriforme. Mais, sur le vivant, cet orifice est divisé par la pièce fondamentale du squelette cartilagineux qui le recouvre. Cette portion cartilagineuse du nez extérieur forme d'ordinaire, sur un nez régulier, comme le prolongement du nez osseux. Elle est constituée par une lame quadrangulaire, le cartilage de la cloison. Celle-ci se recourbe de chaque côté en une expansion latérale, le cartilage triangulaire qui s'attache au bord inférieur des os propres. Plus bas, on trouve une autre pièce cartilagineuse, le cartilage de l'aile du nez.

Ce dernier figure une manière de fer à cheval à concavité postérieure, dont les deux branches circonscrivent l'orifice des narines. La branche interne s'adosse à son homologue du côté opposé et au cartilage de la cloison. C'est la branche externe qui forme le squelette de l'aile du nez.

Nous ne faisons que signaler les petits noyaux sésamoïdes ou vomériens qui garnissent les interstices. L'élément le plus important du squelette cartilagineux est, en effet, le cartilage de la cloison. Il occupe l'angle rentrant formé par le vomer et la lame perpendiculaire de l'ethmoïde. Son bord antérieur répond à toute la portion de l'arête du nez qui s'étend, depuis les os propres jusqu'au lobule, dans lequel il s'enfonce. Sa partie inférieure se trouve donc logée dans la sous-cloison. C'est lui qui forme le pilier de soutien,

la clef de voûte (Sappey) de tout l'appareil cartilagineux. C'est sur lui que repose toute la partie inférieure
du dos du nez. Aussi est-ce lui qui reçoit le choc de
tout traumatisme qui frappe le nez extérieur. De là,
la fréquence de la fracture du cartilage quadrangulaire, qui peut survenir isolément ou compliquer celle
des os propres, surtout dans les cas de dépression
des fragments.

Avant de terminer cet aperçu anatomique du nez
extérieur, nous ferons remarquer que le squelette nasal ne donne insertion à aucun faisceau musculaire
capable de favoriser le déplacement des fragments,
dans le cas de fracture. Le seul qui s'attache sur les
os propres, le petit muscle pyramidal y prend son
insertion fixe. Il est antagoniste du frontal et sa con-
traction attire en bas la peau de la région sourcilière.

Nous aurons plus loin l'occasion de souligner l'importance de cette constatation.

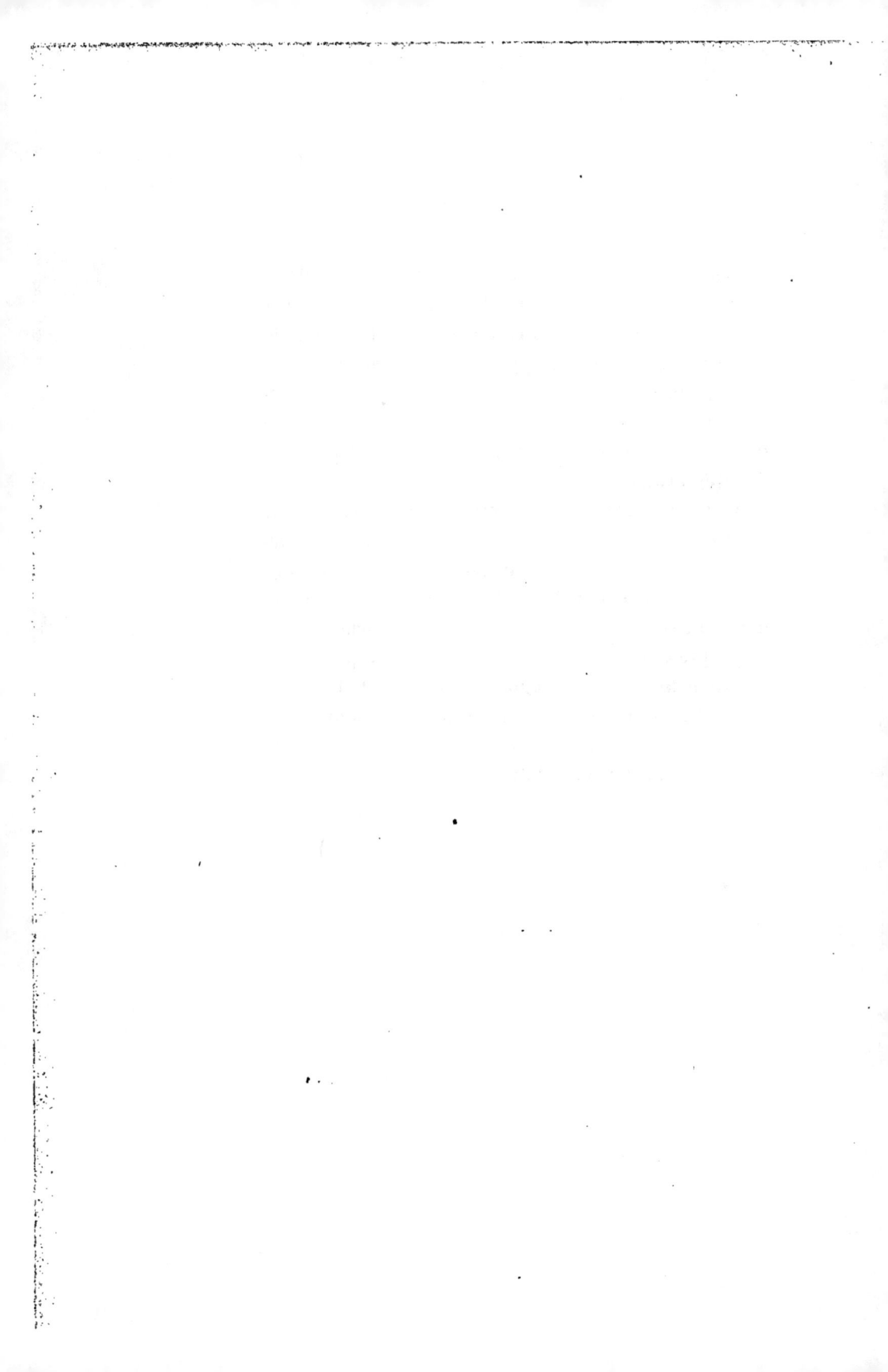

CHAPITRE III

Anatomie pathologique

Les conditions dans lesquelles se produit la fracture du nez se réalisent assez rarement. Bien que sa proéminence l'expose aux traumatismes, il se trouve protégé par la saillie du front et par celle de la portion cartilagineuse. En outre, la disposition en voûte des os propres augmente encore leur résistance.

La fracture est toujours le résultat de causes directes et succède à des traumatismes portant sur la région même. Ainsi agissent une chute sur l'angle d'un trottoir, la rencontre de deux personnes courant en sens inverse, un mouvement brusque de la tête frappant le nez d'une personne voisine, enfin un coup direct porté volontairement ou involontairement. Un coup de poing est souvent la cause de la fracture. C'est ainsi, d'après T. ce Blois (de Boston) que le coup du boxeur (upper nt) détermine des lésions de la cloison, tandis que le coup de côté produit une double dislocation des os propres.

Les sports violents peuvent être l'occasion de fractures du nez. Dans son intéressant article sur les accidents du footbal, M. le professeur Audry a signalé la fréquence de cette lésion. Il note que, dans ce cas,

« il y a plutôt luxation que fracture ; les deux os sont détachés en bloc, mobilisés sur leur base ».

Fracture des Os propres

Quelle que soit la cause vulnérante qui agit sur le nez, trois éventualités peuvent se produire :

1° Disjonction des os propres d'avec les os voisins. maxillaire supérieur, ethmoïde et frontal ;

2° Fracture des os propres ;

3° Disjonction et fracture combinées ce qui est, sans doute, le cas le plus fréquent.

La luxation des os propres, signalée par Verduc, par Heister, par Benjamin Bell, a été longtemps mise en doute. Spillmann n'en fait mention dans le dictionnaire de Dechambre. Cependant Bourguet, d'Aix, en 1851, en a publié une observation remarquable :

Un jeune homme de 22 ans, fait une chute de cabriolet, dans laquelle la partie latérale gauche du nez va heurter violemment contre l'angle d'un trottoir en pierre de taille. Bourguet, appelé dix minutes après, constate les symptômes suivants :

« Le nez, naturellement gros et très saillant, présente des déformations faciles à constater ; il est tout de travers dans son tiers supérieur et fortement dévié à droite, tandis qu'à sa partie inférieure il reprend sa direction et sa situation normales. Immédiatement au-dessus du point d'insertion du cartilage latéral aux os propres du nez du côté droit, la peau est soulevée par une saillie osseuse que l'on reconnaît facilement être formée par le bord inférieur de l'os nasal corres-

FIGURE 1

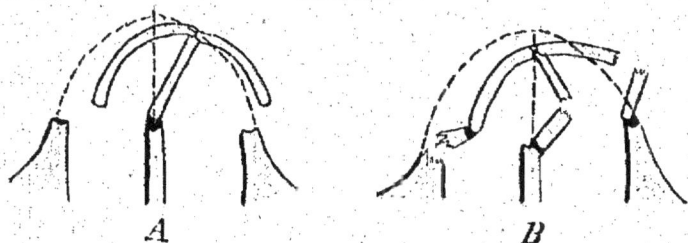

A   B

Coupe horizontale, schématique, passant par la région moyenne
des os propres, pour montrer la disposition la plus fréquente
des fragments.

A) Luxation.
B) Fracture.

FIGURE 2

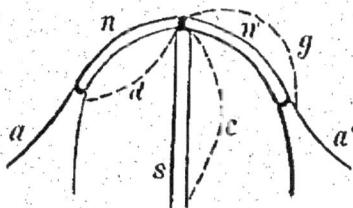

Schéma du déplacement (indiqué par le trait pointillé) :

n, n' : os propres.
a, a' : apophyses montantes des maxillaires.
s : septum.
d : os propre affaissé.
g : os propre soulevé.
c : cloison déviée.

*Nous ne saurions trop remercier notre Maître, M. le Docteur
Escat, qui, après nous avoir inspiré le sujet de notre thèse et
nous avoir guidé de ses conseils, a bien voulu dessiner, à notre
intention, les figures annexées à ce travail.*

pondant. A gauche, au contraire, on aperçoit une bosse
sanguine avec légère excoriation de la peau, et immédiatement au-dessous un enfoncement à la place de la
saillie osseuse du côté opposé. En arrière de cet enfoncement, on sent un relief mince et verticalement dirigé,
que l'on peut suivre sous les téguments jusqu'au niveau de l'insertion du tendon direct de l'orbiculaire
des paupières, et qui appartient évidemment au bord
antérieur de l'apophyse montante du maxillaire supérieur. Toujours du même côté, à gauche, au niveau
du tendon déjà cité de l'orbiculaire palpébral, on sent
sous la peau une saillie brusque et arrondie se con-
tinuant avec l'os nasal gauche, facile à reconnaître
pour le bord supérieur de cet os, et au-dessus de laquelle existe un vide correspondant à la surface arti-
culaire du frontal. Le dos du nez, au lieu de descen-
dre en ligne droite et d'être légèrement convexe en
avant à la partie moyenne, comme dans l'état normal
(le sujet a le nez aquilin), représente au contraire, une
ligne sinueuse fortement déviée à droite, concave
un peu au-dessus de la partie moyenne du nez,
dans le point correspondant à la déviation osseuse.
Le cartilage de la cloison participe à cette déviation supérieurement, tandis qu'il prend peu à peu, sa
direction habituelle en descendant vers le lobule. Le
doigt promené avec soin à l'extérieur des os nasaux
et de l'apophyse montante, ne reconnaît, dans aucun
point de leur étendue, ni dépression, ni inégalités, ni
crépitation, ni mobilité d'aucune espèce qui permet-

tent de croire à une fracture. L'examen par les fosses nasales est beaucoup moins aisé ; cependant on sent à droite un relief correspondant à la partie inférieure du bord antérieur de l'apophyse montante qu'on ne sent nullement à gauche. En outre, le doigt peut être introduit plus facilement dans cette narine que dans la gauche. »

Nous avons reproduit cette description, bien qu'un peu longue, car, comme le juge Malgaigne, elle constitue « un exemple de l'exactitude qu'il faut apporter dans l'examen des cas rares et d'une nature controversée. » C'est un cas indiscutable de luxation des os propres. Longuet, en 1881, dans le Recueil de médecine militaire, en rapporte un autre exemple, qu'il fait suivre de l'exposé de ses expériences cadavériques.

Hamilton, lui aussi, a observé cette lésion. Il la croit plus fréquente chez les jeunes sujets que chez l'adulte ou le vieillard. Dans un cas qu'il a vu vingt-quatre heures après l'accident « les os du nez étaient enfoncés entre les apophyses montantes du maxillaire supérieur, dont la situation exacte était marquée par deux saillies parallèles, une de chaque côté, s'élevant légèrement au-dessus du niveau des os du nez. »

La luxation des os propres du nez est donc une lésion réelle et ne saurait être assimilée, comme l'enseignent les auteurs du Compendium à une fracture voisine des sutures.

Cette luxation, nous l'avons dit, est souvent com-

binée avec la fracture et le diagnostic entre les trois
types de lésions : luxation, fracture, luxation et fracture combinées est difficile à établir. En effet, la crépitation se rencontre dans l'un et l'autre cas. La déformation angulaire en arête, si elle est longitudinale,
peut être un signe de luxation aussi bien que de fracture.

C'est donc surtout le siège de l'arête, répondant au
trait de fracture et au déplacement des fragments, qui
donnera la meilleure indication. Une arête transversale ou oblique, par exemple, sera pathognomonique
de la fracture. Dans les cas simples, la direction du
trait de fracture suit la direction primitive du corps
vulnérant et se trouve verticale, transversale ou oblique. Dans les fractures comminutives, il est clair que
toutes les directions sont possibles.

La solution de continuité intéresse presque toujours les deux os propres du nez ; les fractures unila-
térales, admises par J.-L. Petit, sont très rares,
comme l'a montré Duverney.

Au point de vue du déplacement, il y a lieu de distinguer encore les fractures simples et les fractures
comminutives.

Dans le premier cas, il peut ne se produire aucun
déplacement; les fragments, maintenus par le périoste
et les parties molles, peuvent rester au contact. Si le
déplacement se produit et que le trait de fracture soit
vertical, l'un des fragments glisse sous l'autre qui
chevauche et fait une saillie en arête appréciable au

doigt. Lorsque la solution de continuité est transver-, sale, le fragment supérieur, maintenu par son union avec le frontal, reste en place, et le fragment inférieur s'enfonce ; l'aspect de la lésion présente alors un coup de hache caractéristique.

S'il y a une fracture comminutive et que les deux os soient écrasés, l'affaissement de toute la racine de l'organe peut lui donner la forme du nez en selle, comme dans la syphilis. La multiplicité des fragments est parfois considérable, comme dans l'observation de Marchetti, où les os étaient réduits en une foule d'aiguilles, quelques-unes grosses comme un grain de millet.

Nous ne faisons que signaler les lésions fréquentes des parties molles et de la pituitaire, lésions capables de provoquer d'abondantes hémorragies. Presque toujours apparaissent, après l'accident, les signes d'une contusion intense de la région traumatisée. Le volume de l'épanchement sanguin qui s'y forme est souvent assez considérable pour masquer la lésion osseuse et rendre l'exploration difficile.

La fracture de l'apophyse montante du maxillaire supérieur coexiste fréquemment avec celle des os propres ; elle ne présente pas de symptômes spéciaux et ne demande, d'ordinaire, aucun traitement particulier. Cependant elle a pu donner suite à une fistule lacrymale, par lésion du canal nasal.

Plus importante, bien que très rare, est la fracture de la lame criblée de l'ethmoïde. Hamilton prétend ne l'avoir jamais observée, ni sur le vivant, ni au cours de ses expériences sur le cadavre. Cependant Nélaton en rapporte deux exemples. Son existence est donc réelle. La persistance de l'épistaxis et la commotion cérébrale donnent à cette complication une sérieuse gravité.

Une autre complication sérieuse est la fracture de l'unguis ; elle intéresse bien souvent le canal nasal et le moindre vice dans la consolidation des fragments peut amener une fistule lacrymale des plus rebelles. On trouve cité partout l'exemple de la petite malade de Boyer. A la suite d'un coup de pied de cheval, cette enfant eut une fracture avec enfoncement, accompagnée d'une tuméfaction telle qu'elle mit dix jours à se résoudre ; la réduction fut alors impossible. Le nez resta écrasé et la malade garda une fistule lacrymale incurable.

Fractures de la Cloison

Les fractures de la cloison ,surtout celles de la partie osseuse sont considérées comme assez rares par la majorité des auteurs, Gouguenheim (1), au contraire, affirme que les traumatismes de la cloison sont beaucoup plus fréquents que ne disent les chirurgiens. Pour lui, ils sont la cause efficiente de la plupart des déviations de la cloison. « On a fait, dit-il, à cette étiologie, une objection qui n'est pas sans valeur et qui tendrait à faire rattacher la déviation à une mal-

(1) GOUGUENHEIM, *Les traumatismes de la cloison nasale*, (*Semaine médicale*, 1890, p. 373.)

formation de toute autre espèce : c'est la grande fréquence de l'affection dans la race blanche en comparaison de sa rareté chez le nègre, qui pourtant est au
moins aussi exposé au traumatisme dans son jeune
âge ; aussi M. Potiquet a-t-il pu dire, non sans raison,
que plus une race est belle, plus la déviation de la cloison est fréquente. »

Ce n'est pas la seule objection qui s'oppose à la
théorie de Gouguenheim. Il n'entre pas dans notre sujet de discuter l'origine des déviations de la cloison.
Mais la fréquence extrême de cette déformation, que
l'on retrouve presque chez tous les sujets, sans pouvoir relever toujours de traumatisme dans leur jeune
âge, est plutôt en faveur de l'hypothèse d'un vice de
développement.

Mais, s'il est excessif de voir dans toute déviation de
la cloison la conséquence d'un traumatisme ancien et
le résultat d'une fracture mal consolidée, il serait tout
aussi injuste de nier la possibilité des fractures de la
cloison. Les trois pièces qui la composent peuvent être
atteintes isolément ou simultanément.

La lame perpendiculaire de l'ethmoïde dont la fracture accompagne souvent celle des os propres, peut
aussi céder toute seule. Dans ce dernier cas, d'après
Hamilton, le trait de fracture siège au voisinage du
vomer. On s'explique facilement que les traumatismes violents puissent avoir raison de cette lame osseuse, abritée mais peu résistante. Elle se fracture
plutôt qu'elle ne se laisse refouler et cette particularité

nous explique la rareté des lésions de la lame criblée à laquelle le choc ne peut plus se transmettre.

Le vomer, protégé par le cartilage quadrangulaire et la lame perpendiculaire nécessite un traumatisme considérable pour être atteint. Du reste, sa fracture, très rare, ne s'accompagne d'aucun déplacement, se trouve, par suite, difficilement constatée et ne réclame aucun traitement spécial. Le plus souvent, comme l'a noté Gouguenheim, les lésions traumatiques du vomer se réduisent à la formation d'une petite aiguille osseuse de volume variable. Une observation de ce genre a fait l'objet d'une communication de Kœnig à la Société d'Oto-rhino-laryngologie de Paris (1).

C'est surtout le cartilage qui se trouve atteint dans les fractures de la cloison. « Bien que sa constitution lui permette de plier, comme le roseau de la fable, il n'en est pas moins vrai qu'il peut se rompre (2). » Et il se rompt, en effet, presque aussi souvent que les os propres.

Ces fractures du cartilage de la cloison ont fait l'objet d'études fort intéressantes de la part de Jarjavay et de Mollière. Il convient d'en distinguer deux variétés.

Dans la première, le déplacement se produit au niveau de l'insertion du cartilage sur le vomer. C'est la fracture simple de Jarjavay, la luxation du cartilage sur le vomer de Mollière. Dans ce cas, le cartilage,

(1) 8 décembre 1907.
(2) Gouguenheim, loc. cit.

rompant son insertion, se place en position plus ou moins oblique et obstrue plus ou moins une fosse nasale. Au contraire, du côté opposé, on voit, par la rhinoscopie la saillie du bord antérieur du vomer.

Cette fracture de la cloison s'accompagne souvent, comme l'a indiqué Jarjavay, de la rupture des adhérences qui unissent les os propres avec les cartilages latéraux; il résulte de leur disjonction une déviation en rapport avec le déplacement de ces cartilages. La pointe du nez se trouve rejetée latéralement dans la direction que lui a imprimée l'agent vulnérant et forme un crochet de ce côté; du côté opposé, l'os propre fait, sous la peau, une saillie appréciable au doigt et à l'œil.

« En somme, dans ces fractures ou luxations du cartilage de la cloison, on peut observer une double déformation : par le fait du glissement en bas et en arrière du cartilage sur le vomer, il se produit au-dessous des os propres une dépression dorsale, transversale, qui peut aller jusqu'à l'applatissement complet de la pointe du nez. Comme le plus souvent, grâce à la latéralité du choc, il y a aussi disjonction des cartilages latéraux, à la déformation précédente s'ajoute une déviation latérale de la pointe de l'organe qui forme crochet. Il y a donc, en général, pour caractériser ces lésions, une double courbure, l'une à concavité antérieure, l'autre plus aiguë et à concavité latérale (1). »

La seconde variété de fractures de la cloison a été

(1) GÉRARD-MARCHANT, *Traité de chirurgie* de DUPLAY et RECLUS, 2e édition, t. IV, p. 592.

décrite par Jarjavay, sous le nom de fractures compliquées, et par Chevallet, sous le nom de fractures du cartilage de la cloison sans déplacement. Ce sont, plus exactement, des fissures du cartilage qui s'accompagnent fréquemment de cette variété d'hématomes, signalés par Casabianca et étudiés de nouveau par Gougenheim. Ce dernier auteur les appelle « tumeurs liquides de la cloison ». Leur vieille dénomination d'hématomes en bissac exprimait mieux leur disposition, constamment bi-latérale et caractéristique. En effet, l'hématome de la contusion simple reste localisée d'un seul côté de la cloison.

On observe, pour ainsi dire couramment, à la clinique du docteur Escat, ces hématomes en bissac. Ils ont toujours le même aspect ; situés à l'entrée des fosses nasales, ils les obstruent presque complètement. La muqueuse qui les recouvre n'est pas altérée et conserve sa coloration rose normale. Leur contenu peut être du sang, du pus ou de la sérosité. La sérosité ne se rencontre que dans les cas anciens ayant subi un commencement de résorption. Le pus vient de l'infection de l'hématome. Il peut s'y trouver d'emblée ou n'y paraître que plus tard. Gougenheim a vu, dans sa pratique, des tumeurs contenir encore « du sang quinze jours après leur apparition, tandis que d'autres renfermaient du pus le lendemain ». La suppuration peut gagner le cartilage et occasionner à son niveau une perte de substance assez considérable pour amener un affaissement de l'arête du nez, semblable à ce-

lui qui accompagne la luxation du cartilage sur le
vomer. Nous avons récemment observé, dans le service de notre maître, M. Escat, à l'Hôtel-Dieu de Toulouse, une déformation en coup de hache qui recon-
naissait cette origine.

Lésions rares dans les fractures du nez

Le cornet inférieur peut être atteint dans les traumatismes portant sur le nez. Freytag, de Magdebourg (1),
a, le premier, signalé la fracture du cornet inférieur
produite, chez un enfant de 10 ans, par un coup de
poing sur le nez. Au bout de deux jours, se produisit
l'expulsion spontanée d'un fragment du cornet droit.
Le malade guérit sans incident.

Garel (2), de Lyon, rapporte un cas analogue. Mais,
dans son observation, le fragment de cornet ne fut éli-
miné qu'au bout de deux ans et entretint dans l'intervalle de l'ozène et de la suppuration.

Enfin, comme lésion rare des éléments de la charpente du nez, nous mentionnerons un cas de fracture
du cartilage triangulaire, produite par une balle de
crikel. Ce fragment, extirpé par Pegler (3), bouchait
une narine et gênait la respiration.

(1) *Monats f. Ohrenheilk*, n° 5, mai 1896, p. 217.
(2) *Annales des maladies de l'oreille, du larynx, du nez et du
pharynx*, 1897, p. 205.
(3) *Association médicale britannique*, août 1898. Analyse in
*Annales des maladies de l'oreille, du larynx, du nez et du pha-
rynx*, 1899.

CHAPITRE IV

Etude clinique

Symptômes. — L'étude anatomo-pathologique qui précède nous permettra d'être très bref sur la symtomatologie des fractures du nez.

La douleur, localisée au niveau du trait de fracture, est un signe absolument constant. On la retrouve dans tous les cas, même dans les fractures simples sans déplacement. Cette douleur, avec une épistaxis insignifiante et une contusion très légère des parties molles, peut être le seul signe d'une fracture sans déplacement. Il est vrai que, dans ce cas, un diagnostic précis n'est pas indispensable, puisque la réparation se fait d'elle-même. On ne doit pas, néanmoins, négliger de le poser ou du moins d'en chercher les signes. Beaucoup de cas diagnostiqués contusion simple, sont des fractures avec déplacement, masquées par la tuméfaction des parties molles et dont les désordres ne deviennent apparents que lorsqu'il n'est plus temps d'y porter remède.

Les cas sérieux sont, en effet, les plus nombreux. Presque toujours, la fracture des os propres s'accompagne d'une déchirure complète de la pituitaire et constitue une fracture ouverte. La contusion, l'existence de plaies superficielles, la présence d'une ecchymose, plus ou moins volumineuse, indique le point sur lequel a porté le traumatisme. Mais outre ces constatations, qui s'imposent d'emblée à la seule inspection du malade, on assiste généralement à l'apparition de deux signes fonctionnels importants : l'épistaxis et l'emphysème.

L'importance de l'épistaxis est variable. Généralement assez abondante, elle n'est presque jamais inquiétante ni par la quantité du sang perdu, ni par la durée de l'écoulement. Il faut, pour que l'hémorragie persiste, que la fracture se complique de lésions de la lame criblée. On peut donc tenir pour exceptionnelle l'observation de Mossi, qui dit avoir vu un homme mourir d'hémorragie nasale traumatique, sans avoir eu le temps de lui porter secours, ce qui, comme remarque Malgaigne, « est un cas extraordinaire ».

Plus rare et moins grave est l'emphysème sous-cutané. Il apparaît d'ordinaire avec rapidité, au moment où le malade se mouche, et provoque une vive douleur. Tel ce cas de Dupuytren, rapporté par Malgaigne :

« Un jeune homme avait reçu un coup violent sur le nez, sans autres symptômes d'abord, qu'une douleur assez vive ; mais quelques heures après, s'étant mouché avec force, il sentit comme un sillon de feu remonter du nez vers les paupières de l'œil gauche, qui se trouvèrent aussitôt boursouflées par un emphysème. Dupuytren pensa que l'air avait pénétré par une déchirure de la muqueuse vis-à-vis l'union du cartilage latéral gauche, qui aurait été détaché du bord inférieur des os propres du nez. »

L'emphysème n'est pas toujours aussi étendu, mais il peut l'être davantage. Duplay l'a vu produire l'occlusion complète des yeux et Poinsot a observé un cas où il envahissait toute la face et le cou.

Quelle que soit son étendue, l'emphysème disparaît généralement en quelques jours. Sa présence est pathogomonique d'une fracture des os propres. Mais il n'existe pas toujours. Alors la constatation des signes physiques peut seule permettre le diagnostic. Ces signes doivent être recherchés avec soin. Trop souvent, en effet, survient presque instantanément une tuméfaction qui masque aussitôt les os et amène dans les régions voisines, un soulèvement de la peau allant jusqu'à dépasser le niveau habituel de la saillie nasale. (Hamilton). C'est cette tuméfaction, et aussi l'impatience du malade, rendu indocile par la douleur, qui explique les méprises fréquentes au sujet du diagnostic.

Lorsque le gonflement n'est pas trop considérable, ou qu'il a eu le temps de s'atténuer, l'examen attentif de la région permet de se rendre compte de la déformation. Dans les cas extrêmes, cette déformation comprend plusieurs éléments :

C'est d'abord une déviation de l'arête nasale en

dehors du plan sagittal. Cette déviation est due au refoulement de l'os propre du côté opposé. Elle se prolonge jusqu'au lobule qui est déjeté par côté. En même temps, le dos du nez se trouve applati et ses dimensions transversales augmentées. Quelquefois une ensellure marquée rappelle le nez en selle de la syphilis

À ces déformations extérieures correspondent des désordres internes, visibles par la rhinoscopie. Dans presque tous les cas, en effet, il y a atrésie d'une ou des deux fosses nasales. Certains malades même arrivent à ne plus pouvoir respirer par le nez. Cette atrésie tient, d'une part, du côté où a porté le choc, à l'affaissement de l'os propre ; du côté opposé, elle est due à la déviation de la cloison ou à son enfoncement, surtout en haut dans la région ethmoïdale. L'obstruction nasale peut être également produite par la luxation du cartilage quadrangulaire.

Il ne faut pas croire que les lésions sont toujours aussi nettes. Aussi faut-il porter le plus grand soin à l'examen d'un nez atteint par un traumatisme. Et cet examen doit porter surtout sur la recherche de l'arête correspondant au trait de fracture. Dans les fractures verticales, l'ongle peut sentir le chevauchement des fragments et la saillie longitudinale que forme, sur le fragment enfoncé, la portion restée en place. Dans les fractures transversales, c'est toujours le fragment inférieur qui s'affaisse et c'est au-dessus de lui qu'il faut chercher l'arête caractéristique. Hamilton a constaté, en effet, au cours de ses expé-

riences cadavériques, qu'il faut pour fracturer les os
du nez à leur tiers supérieur autant de force que pour
fracturer le frontal. Il note, très judicieusement, que,
dans les cas de genre, il n'y aurait pas lieu d'espérer
voir le blessé survivre à un traumatisme aussi grave.
« On s'apercevra en général assez vite que la mort
est inévitable et que nos soins sont inutiles. »

C'est encore Hamilton qui a noté que, dans les déplacements complets, l'extrémité supérieure des os
propres est d'ordinaire chassée, non pas en arrière,
mais plutôt un peu en avant de son articulation avec
le frontal. Les os tournent alors sur la pointe de l'épine
nasale, comme sur un pivot, et ils sont solidement
fixés en cette situation.

Les fractures comminutives produisent une déformation manifeste et la multiplicité des fragments rend
facile la constatation de la crépitation osseuse. Cette
crépitation, que l'on doit se garder de confondre avec
celle de l'emphysème, est facile à obtenir dans tous
les cas. On peut la percevoir en saisissant la racine
du nez et en lui imprimant des mouvements de latéralité. Si la lésion est plus limitée, on sent la crépitation en pressant sur le dos de l'organe comme pour
enfoncer les fragments. Mais il faut être très prudent
dans ces recherches, par crainte d'augmenter la déformation et les difficultés de la réduction.

C'est du reste toujours avec douceur que doit être
pratiquée la palpation d'un nez fracturé, car elle est
toujours douloureuse. Ici, comme dans toutes les

fractures, le siège maximum de la douleur provoquée fournit une précieuse indication.

Tels sont les signes ordinaires de la fracture d'os propres. Leur pronostic ne comporte généralement aucune gravité. Simples ou compliquées, la plupart de ces fractures guérissent rapidement. Peut-être la limite de dix jours qu'impose Hippocrate est-elle un minimum. En tout cas vingt jours suffisent pour que cette guérison soit complète. Malgaigne a noté que la consolidation se fait toujours sans interposition de cal provisoire, pour ainsi dire « par première intention ». Jamais on ne trouve le moindre vestige de séparation des fragments.

Complications. — Les complications immédiates des fractures du nez sont rarement sérieuses. Il faut cependant signaler la commotion cérébrale qui accompagne les fractures produites par un traumatisme violent. Cette complication conserve ici toute sa gravité propre. De même la fracture de la lame criblée, rare mais incontestable, quoiqu'en dise Hamilton, prend, lorsqu'elle se produit, une importance prépondérante.

Dans les jours qui suivent le traumatisme on peut observer quelques accidents tels que des abcès entre la muqueuse et l'os, ou entre celui-ci et la peau. Plus graves sont les désordres suivants que relate Malgaigne dans une page que nous donnons pour ce qu'elle vaut :

« Monteggia cite, d'après un journal de médecine que je n'ai pu retrouver, le fait d'une fracture du nez qui parut la cause déterminante du développement d'un polype mortel ; mais il faut bien reconnaître là une prédisposition plus grave que la fracture elle-même. L'observation suivante, empruntée à Duverney, montre quelles suites déplorables peut avoir une fracture du nez chez certains sujets.

« Une femme ayant reçu un coup de poing sur le côté droit du nez, il survint un gonflement monstrueux, qui ne permit pas de juger s'il y avait fracture. Le saignement du nez fut excessif ; les règles, qui coulaient alors, s'arrêtèrent ; la muqueuse nasale se tuméfia tellement, qu'elle faisait un gros bourrelet occupant toute l'entrée de la narine. Au bout de quinze jours, on aperçut une tumeur fluctuante près du grand angle de l'œil, dont l'ouverture donna issue à un sang dissous et très puant. L'os du nez se trouva découvert et l'on en emporta une petite portion séparée du cartilage. La malade était presque guérie, lorsqu'elle fut attaquée d'une fistule lacrymale que Wolhouse opéra. Quelques jours après l'opération, il s'éleva un fongus indescriptible ; le mal dégénéra en cancer et la femme périt dans de cruelles douleurs (1). »

Benjamin Bell a parlé d'ulcérations rebelles, de polypes et de nécrose, de fistule lacrymale, d'abcès, de gêne de la respiration, de diminution de l'odorat,

_____

(1) MALGAIGNE, *Traité des fractures*, p. 381.

d'embarras de la parole, comme de complications fréquentes après les fractures du nez. Il est certain que ces accidents ont été observés ; mais il faut les considérer comme rares. De plusieurs même on peut dire, avec Hamilton, que ce sont des « complications résultant de l'état général du sujet et n'ayant aucun rapport avec la fracture, sauf en ce que le traumatisme a pu éveiller certaines prédispositions constitutionnelles ». Ce qui est beaucoup plus fréquent, surtout si la fracture a été méconnue, c'est la persistance d'une déformation disgracieuse que seule peut réparer une intervention sanglante.

Nous avons assez longuement parlé, dans le chapitre qui précède, des fractures de la cloison et des hématomes simples ou suppurés qui en accompagnent un grand nombre. Si elles ne provoquent une déviation sensible de l'arête nasale, elles peuvent échapper à quiconque n'a pas soin de faire un examen rhinoscopique. Aussi sont-elles bien souvent la cause de difformités persistantes et peuvent-elles occasionner des accidents divers. Cependant nous considérons comme exceptionnel le fait que rapporte Hamilton :

« Un jeune homme de 23 ans m'appela croyant avoir un polype du nez. Je trouvai qu'à la suite d'une chute sur la glace, faite sept ans avant, la cloison nasale avait été rejetée à droite, au point de fermer presque complètement la narine de ce côté. Dans les temps de grand froid, lorsque les vaisseaux de la muqueuse sont retirés, le passage est libre. La narine gauche est élargie en proportion.

Durant les quatre ou cinq dernières années, le côté droit de la face est devenu le siège d'une transpiration profuse. Cette transpiration est à peu près constante en été ; en hiver elle se montre par temps. La ligne de séparation, entre la portion de la face qui transpire et celle qui demeure sèche, est verticale ; elle part en haut du milieu du front, suit le dos du nez et aboutit au milieu du menton. Peut-être ce phénomène doit-il être rapporté à une exagération de vascularité du côté droit de la face : peut-être aussi à quelque état particulier des troncs nerveux, résultant de l'obstruction nasale (1). »

Diagnostic. — Le diagnostic des fractures du nez est quelquefois difficile à établir. Si l'on en croit Hamilton, la lésion est méconnue 14 fois sur 25. L'erreur tient généralement à la présence du gonflement. Souvent aussi, même quand la déformation est marquée, il est impossible de se prononcer entre luxation et fracture. Il est vrai, comme nous l'avons formulé plus haut, qu'il y a souvent combinaison des deux lésions. C'était certainement le cas de ce malade de Malgaigne chez lequel « on apercevait, sous la peau, deux saillies latérales, écartées de près de 3 centimètres et appartenant aux apophyses montantes ; l'apophyse du côté gauche portait aussi des traces visibles d'une fracture ». Tel encore ce malade d'Hamilton qui, à l'âge de trois semaines, reçoit un bloc de bois sur le visage. Douze ans après « les os du nez sont plus larges qu'à

(1) HAMILTON, *Traité des Fract. et des Luxat.*, p. 99.

l'état normal et enfoncés ; les apophyses montantes des maxillaires supérieurs paraissent écartées l'une de l'autre ». Pratiquement donc, il est fréquent de voir coexister la luxation et la fracture. Aussi ne nous semble-t-il pas indispensable d'apporter au diagnostic une précision absolue. Nous ne saurions partager la sévérité dont Malgaigne fait preuve à l'égard de Verduc qui, appelé à donner ses soins à un malade qui « s'était luxé l'un des os du nez en tombant », vit, « en approchant de lui qu'il avait le nez tortu » et pratiqua la réduction, sans s'inquiéter autrement du diagnostic. L'important, à notre avis, est de bien apprécier la déformation et de la bien réparer.

Nous ne faisons que signaler, au point de vue du diagnostic, l'erreur, qu'on peut admettre théoriquement possible, tenant à la disposition segmentée des os du nez, telle que l'a décrite le professeur Le Double. Les divers segments de ces os, bi ou tripartites, se développent d'ordinaire autour d'un point anormal d'ossification et ils sont généralement unis par des sutures solides. Cependant Valenti a fait mention d'un crâne, dont chacun des deux os nasaux comprenait trois fragments. Du côté gauche, les deux fragments inférieurs étaient indépendants l'un de l'autre. Une disposition analogue pourrait prêter à l'équivoque dans le cas, certainement exceptionnel, d'un traumatisme portant sur un nez ainsi conformé. Mais la constatation de ces anomalies ne peut guère être qu'une trouvaille d'autopsie.

En restant dans le domaine des faits de la pratique journalière, il y a toujours possibilité de faire le diagnostic du déplacement. A ce point de vue, comme le remarque très justement M. le docteur Escat, les renseignements fournis par l'entourage du blessé, concernant l'état antérieur de son appendice nasal, sont très importants à connaître. Il faut toujours s'enquérir de la forme du nez avant le traumatisme. Était-il dévié? A droite, à gauche? Quel était le degré de cette déviation? Le dos du nez était-il droit, busqué, concave? Ce sont là tout autant de questions qu'il faut poser au malade et aux siens et, avec les données que cette enquête pourra fournir, il sera presque toujours facile de se faire une assez juste idée de la déformation.

Nous croyons inutile d'insister sur l'utilité qu'il y a à faire le diagnostic de cette déformation pour éviter les difformités ultérieures. On devra donc s'entourer de toutes les précautions; palper attentivement l'organe, à sa surface, pour apprécier la situation des fragments; pratiquer, si c'est nécessaire, l'examen rhinoscopique, en s'aidant d'un stylet ou d'une sonde métallique, pour reconnaître les déviations internes.

CHAPITRE V

Traitement

Nous croyons avoir montré, dans les chapitres qui précèdent, que la majorité des fractures du nez consiste en un déplacement des os propres ou de la cloison cartilagineuse. Le point capital du traitement sera donc la correction du déplacement et le maintien de cette correction. C'est surtout le dernier point, la contention des fragments, qui a préoccupé les auteurs. Pour la réaliser, ils ont imaginé les nombreux appareils, internes et extérieurs, que nous avons passés en revue au cours de l'historique. Presque chacun des auteurs, qui a traité la question, a institué une méthode personnelle et le chirurgien n'a que l'embarras de choisir la plus efficace.

M. Claude Martin, de Lyon, ce « prothétiste de génie (1) » est, sans contredit, l'auteur qui, dans ces dernières années, s'est le plus occupé du traitement des

(1) F. HELME, *Presse médicale*, 27 novembre 1909, p. 921.

fractures du nez. Il a appliqué son merveilleux talent
à la confection de nombreux appareils et l'on peut
dire qu'il n'y a pas une variété de déformation qu'il
n'ait dotée d'un appareil spécial.

Lorsqu'il s'agit uniquement de maintenir soulevée
l'arête dorsale du nez, il utilise un instrument simple,
formé de deux branches, en caoutchouc durci, réunies
à la partie antérieure et pouvant s'écarter a volonté.

Si le lobule du nez se trouve déplacé, le redresseur
forme un angle ouvert en avant.

Dans le cas de fracture des os propres et des cartilages, lorsque toute l'étendue de l'arête nasale a besoin d'être soutenue, l'articulation des deux branches
ne se fait plus par une charnière antérieure ; un ressort les réunit à leur partie moyenne.

Enfin, s'il est nécessaire de redresser à la fois les
os propres et la cloison, à la lame mobile dans le sens
vertical s'en ajoute une autre s'écartant latéralement.
Cette dernière, appliquée sur le plancher des fosses
nasales ,s'appuie sur leur paroi externe et maintient
les deux autres en contact permanent avec la cloison.
Celle-ci se trouve donc comprimée entre les deux
moitiés symétriques de l'appareil, qui garnissent chaque fosse nasale.

Dans tous ces appareils, l'écartement des diverses
branches peut être facilement gradué, au moyen de
leviers actionnés par des vis. Lorsque l'appareil a
tendance, étant donné sa forme, à s'enfoncer dans les

fosses nasales, une armature extérieure, en forme de lyre, permet de le retenir en place.

Tels sont les ingénieux appareils de M. Martin. Il les a figurés et décrits en détail dans un intéressant article (1) qui résume et complète ses précédents travaux sur la question. Sa technique lui permet de traiter les fractures anciennes comme les cas récents. Le principe de ces appareils est identique à celui de l'instrument de Dubois. Malheureusement, son application se heurte à la même difficulté : *l'intolérance de la muqueuse nasale*. Dans diverses communications, au Congrès de chirurgie (1904) et à la Société de chirurgie de Lyon, M. Martin a présenté les résultats de sa pratique, qu'il déclare excellents. Et il s'étonne que la tolérance de la muqueuse nasale soit encore contestée « dans le livre magistral récemment publié par MM. Ch. Nélaton et L. Ombrédanne sur la Rhinoplastie (2) ». Cependant c'est une constatation qui a été faite de tout temps par les chirurgiens. Nous avons vu, au cours de notre historique, que les anciens auteurs se gardaient d'introduire dans les narines toute substance rigide. Les doigts, des fragments de poumon de brebis, quelques tampons de charpie, c'est là tout ce que la muqueuse nasale leur paraissait capable de tolérer. Hamilton pousse même la sévérité jus-

(1) *Lyon chirurgical*, 1er janvier 1910.
(2) Communication faite à la Société de chirurgie de Lyon, séance du 10 mars 1904.

qu'à proscrire la charpie. « Peu de malades, écrit-il,
consentiront à se laisser introduire des bourdonnets
de charpie, des sachets rembourrés ou tout autre
agent de sustentation, assez loin dans les narines pour
en avoir un bon résultat. La muqueuse est trop sensible et trop irritable pour nous permettre d'avoir
généralement recours à de semblables méthodes. »
« Créée pour filtrer l'air et signaler la présence des
corps étrangers, dit Mollière (1), la muqueuse nasale
est absolument intolérante. Jamais on ne laissera
plusieurs jours dans le nez un appareil quelconque
sans provoquer des accidents. Tout appareil intranasal doit donc être proscrit. »

Adoptant en cela les idées de notre maître M. le
docteur Escat, nous partageons cette manière de voir.
Chacun sait, en effet, les inconvénients qui résultent
de la présence, dans les narines, d'un corps étranger.
Même lorsqu'il provient de l'un des éléments consti-
tutifs de l'organe, la muqueuse nasale réagit contre
lui. Tel est le cas rapporté par Garel, et déjà cité au
cours de ce travail, de ce fragment de cornet qui, pendant deux ans, entretint de l'ozène et de la suppuration. Tel est encore le cas d'un malade, se plaignant de
catarrhe et de cacosmie subjective, chez lequel
Kœnig (2) extirpa un fragment de vomer fracturé cinq
ans avant et resté en travers de la fosse nasale droite.

(1) *Lyon médical*, août 1888, p. 559.
(2) Société d'oto-rhino-laringologie de Paris, 6 déc. 1907.

Ce n'est que par exception que, selon le joli mot
de Moure, « la muqueuse oublie son hôte » et que les
corps étrangers peuvent impunément séjourner dans
le nez. L'irritation de la muqueuse ne tarde pas à se
traduire par des éternuements et de la gêne respira-
toire. L'ozène et la suppuration fétide, des hémorragies et des ulcérations, quelquefois même la nécrose
des cornets ou de la cloison ne tardent pas à en être
la conséquence. Il faut compter, en outre, avec des
troubles réflexes divers et des complications, toujours
possibles, du côté de l'oreille. La muqueuse nasale,
toutes proportions gardées, présente la même sensi-
bilité que la conjonctive à l'égard des corps étrangers.

C'est à cause des troubles divers provoqués par
leur présence — troubles dont M. Martin a lui-même
observé des exemples — que nous croyons devoir ré-
server aux appareils intra-nasaux des indications restreintes. Nous nous gardons de les rejeter systémati-
quement, surtout lorsqu'on peut les construire à la
mesure de chaque malade et d'après les déformations
qu'il présente. Mais ce sont là des conditions qui ne se
réalisent que rarement et tous les appareils spéciaux
subissent le reproche (1) qu'on ne les a jamais sous la
main au moment où ils seraient utiles.

Du reste, nous pensons qu'ils sont inutiles dans la

(1) Lire à ce sujet le compte-rendu du Congrès de Washington
(mai 1900). Analysé in *Revue hebdomadaire de laryngologie,
d'otologie et de rhinologie*, 1901, t, II, p. 136.

majorité des cas. Nous n'irons pas jusqu'à dire, avec J.-L. Petit, « qu'il faut plus de force pour enfoncer les fragments après la réduction que pour les réduire ». Mais, comme le remarque L. Swain (1), la structure de la charpente du nez est telle, que si l'on pouvait suffisamment rapprocher les deux os propres, ils se soutiendraient l'un l'autre. Aussi le déplacement corrigé n'a nulle tendance à se reproduire, « ce qu'explique, écrit Poinsot, l'absence de toute action musculaire s'exerçant sur le nez ». Il suffit, presque toujours, de recommander aux malades le repos et de leur défendre de se moucher. Donc, un bon redressement de la déformation, un bon modelage de l'auvent nasal assurent, lorsqu'ils sont bien faits, une bonne coaptation des fragments et un bon résultat définitif. « C'est précisément parce que le redressement du nez, enfoncé ou dévié, n'apparaît pas tout de suite comme nécessaire ou que les moyens immédiatement employés restent insuffisants, parce qu'ils sont insuffisamment appliqués, que les chirurgiens ont inventé une foule d'appareils, destinés à une correction ultérieure (2). »

C'est donc à quelques cas spéciaux, lorsque est impossible le maintien de la réduction, que nous réservons l'usage des appareils intra-nasaux de M. Martin. Nous ferons la même remarque à propos des appareils extérieurs. Sur eux, J.-L. Petit a émis l'opinion

(1) Compte-rendu du Congrès de Washington.
(2) NÉLATON et OMBRÉDANNE, *La Rhinoplastie.*

« que tous ceux qui les ont imaginés n'ont jamais réduit une seule de ces fractures ». Nous ne saurions
souscrire à ce sévère jugement et, comme ajoute Malgaigne qui le rapporte, il est à craindre « que J. L. Petit ne s'en soit trop aveuglément fié, dans cette occasion, à son expérience personnelle, et n'ait fait trop bon
marché de l'expérience des autres ». Mais, en dépit de
ces exagérations, il faut bien reconnaître que les appareils extérieurs, comme les autres, sont souvent inutiles. Nous ne voyons pas, en effet, la nécessité de
limiter extérieurement un déplacement des fragments,
comme si quelque force centrifuge tendait à les écarter. Nous n'ignorons pas que les auteurs de ces appareils extérieurs, notamment Mollière et Chandelux,
les ont surtout destinés aux fractures du cartilage,
avec déviations latérales. Mais, même dans ce cas, la
réduction bien faite se maintient souvent toute seule
ou avec l'aide de deux tampons de gaze. On en trouvera la preuve dans les observations rapportées plus
loin.

Donc, un bon redressement de la déformation, tel
est le véritable traitement des fractures de la cloison
comme de celle des os propres. Nous ne voulons cependant pas être systématique et nous concevons
la possibilité de certains chevauchements rebelles, né-
cessitant l'application d'un appareil extérieur. Les
masques de cuir ou les gouttières en plomb ne nous
paraissent pas devoir réaliser, d'une façon parfaite, le
modelage de la région. A ce point de vue, l'appareil

plâtré de Mollière et Chandelux offre une réelle supériorité. Mais il a, contre lui — outre son poids, toujours
appréciable étant donné la région qui le supporte —
l'inconvénient de nécessiter de la part de l'aide, chargé
du maintien de la réduction, une longue immobilité,
que l'on ne saurait demander à quelqu'un d'inexpéri-
menté. Et l'on n'a pas toujours sous la main un aide
compétent. Aussi donnerions-nous la préférence, dans
les cas de nécessité absolue, à l'usage d'un moule en
gutta-percha. Cette substance, plus légère que le
plâtre, plus propre, est beaucoup plus facile à manier.
A condition de lui donner une épaisseur suffisante, elle
est d'une solidité parfaite.

Hamilton, le premier, a utilisé la gutta-percha dans
la confection des appareils de fracture du nez. Mais
son usage ne s'est pas vulgarisé, malgré les avantages
qu'elle présente. M. le docteur Escal a eu l'idée de la
reprendre à nouveau et il a bien voulu construire, avec
notre aide, un appareil qui a pour lui son extrême simplicité et qui rendrait, le cas échéant, les mêmes services que l'appareil plâtré.

Nous avons employé, pour sa confection, la gutta-
percha, en feuilles laminées, qui sert aux dentistes à
faire la base de leurs appareils provisoires. On la
trouve facilement dans le commerce, notamment chez
les dépositaires de fournitures pour dentistes. La
forme la plus courante des feuilles de gutta-percha
laminée est celle d'un rectangle de couleur rose pâle.
Les dimensions du rectangle sont les suivantes : lon-

gueur 145 millimètres, largeur 70 millimètres, épaisseur 1 millimètre et demi environ.

Une seule de ces lames suffit pour l'enfant. Mais, chez l'adulte, l'épaisseur d'une lame serait insuffisante. Il est indispensable d'en accoler deux l'une à l'autre. Rien de plus facile, d'ailleurs, que cet accolement. Il suffit de passer, à la surface de chacune des lames, une éponge ou un tampon d'ouate, imbibée d'essence de térébenthine; on place les deux lames l'une sur l'autre en les comprimant. Au bout de quelques minutes, elles sont intimement adhérentes. Étant données les dimensions de la lame et celle que doit avoir l'appareil, avec ses expansions latérale, comme nous les décrivons plus loin, il est nécessaire de réaliser l'accolement des deux lames, en les plaçant perpendiculairement l'une sur l'autre. Leur ensemble prend ainsi la forme d'un T, que l'on placera renversé sur le nez. La branche verticale du T couvre l'arête nasale jusqu'au frontal et la branche horizontale s'appuie sur le lobule et les ailes du nez. Dans cette position, la portion renforcée de l'appareil cache le nez lui-même et les parties plus minces forment les prolongements jugaux et frontaux.

La matière première de l'appareil étant ainsi préparée, on procède à sa confection. Pour cela, on dessine d'abord les contours du nez blessé par un carré de papier, de toile ou mieux encore de tarlatane. On reporte ce patron sur la lame de gutta-percha et l'on

découpe l'appareil, pour ainsi dire, sur mesure. Il ne
reste plus qu'à le mettre en place.

Pour que la gutta-percha épouse, d'une façon parfaite, tous les détails de la forme du nez, il faut la ramollir. Le ramollissement s'obtient rapidement en
plongeant l'appareil dans un bain d'eau bouillante. On
peut le réaliser aussi en approchant, quelques secondes, la lame de gutta d'une source de chaleur faible,
bec de Bunsen, lampe à alcool, etc. Dès que sa mal-
léabilité paraît suffisante, on l'applique très exactement sur le nez et on la moule soigneusement sur lui.
Le moulage effectué, il est utile de maintenir quelques
instants l'appareil en place pour lui permettre de
durcir. La gutta-percha durcit, en effet, très vite
en se refroidissant. On peut même accélérer le re-
froidissement en promenant à la surface du moule un
tampon imbibé d'eau froide.

L'appareil est terminé ; il peut, d'ores et déjà, être
laissé à demeure, s'il est exactement, à la mesure du
nez. Sinon, on l'enlève pour le régulariser avec les
ciseaux ou le canif. Il est ensuite facile de le remettre
en place.

L'amovibilité est, en effet, outre la légèreté et la
propreté, un des précieux avantages de l'appareil en
gutta-percha. Avec elle, les retouches sont faciles. Or,
elles sont souvent nécessaires. En effet, le traumatisme opératoire provoque, presque toujours, une sensible, tuméfaction. Celle-ci disparue, l'appareil devient
lâche. Et comment le réduire, s'il est en plâtre ? Au

Appareil en Gutta-Percha

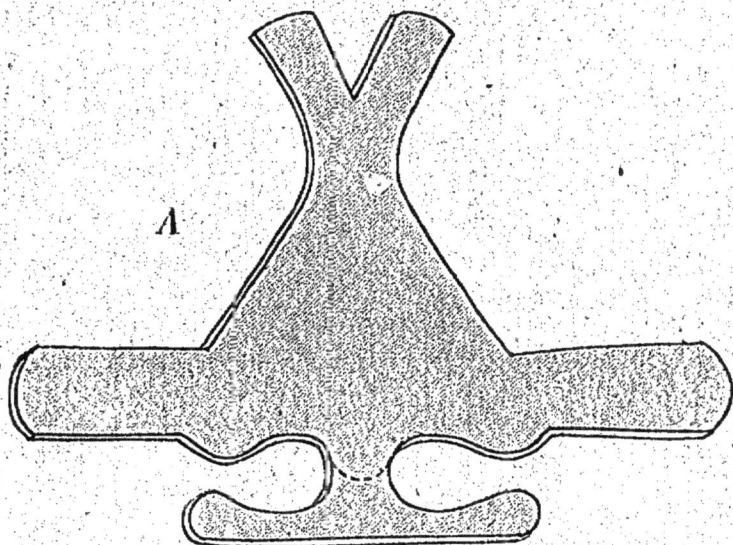

A — Patron découpé (La portion qui dépasse le pointillé, à la partie inférieure, peut-être supprimée.

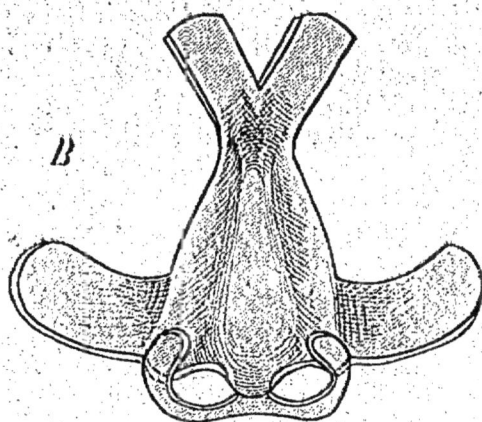

B — Appareil modelé

contraire, ramollir la gutta-percha et la réappliquer exactement, est l'affaire d'un instant.

Le chirurgien peut, en outre, avec cet appareil, exercer sur la consolidation une surveillance efficace et remédier de suite aux écarts morphologiques qu'elle peut présenter.

Enfin, si pour une raison quelconque, l'épaisseur de l'appareil paraissait insuffisante, il est très facile de le renforcer sur place, en lui superposant une troisième lame de gutta ramollie et modelée sur lui.

Chevallet a fait, dans sa thèse, un reproche aux appareils en gutta-percha. Il affirme qu'ils ne résistent pas à la chaleur. Nous avons voulu nous rendre compte du bien fondé de cette critique. Pour la nous avons maintenu pendant plusieurs minutes notre appareil dans de l'eau à 43°. Cette haute température ne lui a fait subir aucune modification ni de forme, ni de consistance. Cependant il est rare d'observer ce degré de chaleur extérieure. Il est d'ailleurs si simple de le refroidir avec un tampon imbibé d'eau froide.

On vient de voir avec quelle facilité il est possible de confectionner l'appareil en gutta-percha. La forme à lui donner est facultative. On peut prendre pour modèle celui de Chandelux. L'appareil que M. le docteur Escat a construit avec nous, présente deux prolongements frontaux, et deux expansions latérales portant sur les joues. Il laisse absolument libre la lèvre supérieure, ce qui dispenserait un homme adulte du sacrifice de sa moustache. Nous avons ménagé un orifice pour chacune des deux narines avec, entre les deux, une petite bandelette pour le bord inférieur de la sous-cloison. Mais on peut se passer des orifices et de leur séparation. Un simple retrait sous le lobule serait parfaitement suffisant.

Tel est l'appareil que nous proposons, avec notre maître M. le docteur Escat, pour les fractures du nez avec chevauchement irréductible. Comme nous l'avons déclaré, les indications des appareils extérieurs sont des plus restreintes. Mais, dans le cas où il est nécessaire d'y avoir recours, celui-ci nous paraît supérieur à tous les appareils analogues. Commode à appliquer, propre, léger, il constitue un « nez de carnaval » dont tout, jusqu'à la couleur, tend à le rendre préférable.

Technique du redressement

Dans les fractures du nez, le déplacement général se réduit à trois déplacements partiels :

1° Dépression de l'un des os propres, du côté où a porté le choc. De ce côté siègent aussi la contusion, l'ecchymose, etc.

2° Soulèvement de l'os propre opposé.

3° Refoulement du septum du côté opposé.

Ces déplacements dictent les indications :

1° Soulever l'os propre affaissé ;

2° Refouler l'os propre soulevé ;

3° Ramener le septum à sa position normale.

C'est ce que réalise le redressement.

Le redressement consiste en un véritable modelage de l'auvent nasal, sans préoccupation de la variété ni du type de la fracture. Nous distinguerons, dans sa description : 1° les préparatifs ; 2° l'instrumentation, et 3° l'opération elle-même.

Préparatifs. — 1° On se trouvera bien d'introduire, dans chaque narine, un tampon imbibé du mélange d'une solution d'adrénaline à 1/2000° et d'une solution de cocaïne à 1/20°. Mais ce n'est pas dans le but de réaliser une anesthésie locale qui serait insuffisante. C'est surtout pour obtenir l'ischémie de la muqueuse. Les manœuvres du redressement peuvent, en effet, occasionner une notable hémorragie.

2° L'anesthésie locale, disons-nous, est insuffisante. L'observation III montre qu'il est possible d'obtenir par ce simple moyen une bonne réduction. Mais il faut que le malade y apporte une réelle énergie et peu d'entre eux, les enfants surtout, en sont capables. Aussi est-il plus sûr de soumettre le blessé à l'anesthésie générale. Pour cette dernière, on peut à la rigueur user du chloroforme ; mais, étant donné la simplicité de l'acte opératoire et la rapidité avec laquelle il peut être conduit, nous croyons qu'il suffit d'une anesthésie générale courte, au chlorure d'éthyle ou au somnoforme par exemple. On commencera l'anesthésie un quart d'heure environ après l'introduction des tampons.

Instrumentation. — Pour opérer le redressement M. Cl. Martin a fait construire une ingénieuse pince-levier, formée de deux branches : l'une, immobile, doit s'appuyer sur le plancher des fosses nasales ; la seconde, mobile, comprend deux leviers du premier genre, l'un droit correspondant au manche de la pince, l'autre coudé, représentant le mors. La pression sur les manches de l'instrument les rapproche. En même temps, le mors coudé s'écarte et, s'appuyant sur la face postérieure des os propres, les soulève à volonté.

On ne saurait contester la parfaite commodité de cet instrument. Mais est-il bien nécessaire d'y avoir recours ? Nous ne le pensons pas. Deux instruments, d'un usage plus courant et qui se trouvent plus communément entre les mains des chirurgiens, nous paraissent capables de remplir le même rôle. Ce sont :

1° Une curette de Volkmann, le plus petit modèle ;

2° Le dilatateur de Tripier.

L'instrument choisi sera engainé dans un petit tube de caoutchouc noué à son extrémité. On aura soin d'oindre la surface du drain avec de la vaseline stérilisée. Ainsi habillés, la curette ou le dilatateur, pourront faire l'office d'un levier, qu'on utilisera comme nous l'indiquons plus loin. Au besoin, le di-

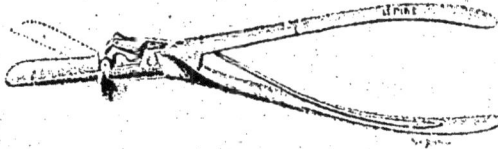

FIGURE 3. — Pince-levier de M. Martin pour le soulèvement de l'os
propre affaissé.

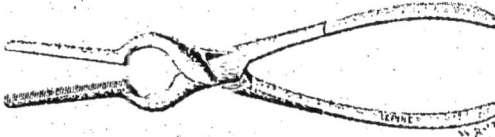

FIGURE 4. — Pince à large mors de M. Martin pour le redressement
de la cloison.

(Clichés dus à l'obligeance de la maison Lépine, de Lyon.)

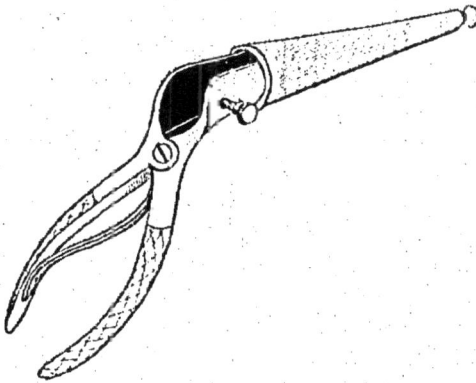

FIGURE 5. — Dilatateur de Tripier, recouvert d'un drain
de caoutchouc.

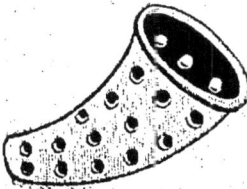

FIGURE 5

Drain d'ébonite perforé.

(Dessins de M. le Docteur Escat.)

latateur, introduit ouvert, pourra servir à la manière de la pince-levier de Martin.

L'un ou l'autre de ces deux instruments, curette de Volkmann ou dilatateur de Tripier, suffira pour opérer le redressement.

Il est utile d'avoir, en outre, sous la main :

3° La pince à pansement nasal ;

4° De la gaze stérilisée.

Enfin, il est facultatif de se munir de quelques autres accessoires, qui ne sont pas indispensables :

5° Deux drains d'ébonite perforés ;

6° Quelques lames de gutta-percha, qui pourront servir à la confection d'un appareil extérieur.

Opération. — L'opération comprend trois manœuvres successives

Premier temps. — La curette de Volkmann, habillée du drain et la convexité tournée vers le haut, est introduite, aussi haut que possible, dans la fosse nasale correspondant à l'os propre affaissé.

Par un mouvement de levier, combiné d'arrière en avant et de bas en haut, on relève l'os propre. A mesure que s'effectue ce soulèvement, on fait glisser l'instrument de haut en bas. Mais il faut avoir soin de soulever l'os au maximum, en exagérant même le soulèvement.

Si la dépression siège à droite, tenir l'instrument de la main gauche et exécuter avec cette main le mouvement de levier. Pendant ce temps, avec le pouce de la main droite, on appuie du côté opposé, sur l'os propre soulevé. Cette manœuvre accessoire facilite la première et la complète.

Deuxième temps. — On introduit l'instrument dans la fosse nasale du côté opposé. Ici, l'engagement ne doit pas être direct ; il faut l'effectuer par de petits mouvements de levier, dirigés dans le plan sagittal, de façon à insinuer l'instrument dans la fosse nasale aussi loin et aussi haut que possible, tout en évitant les manœuvres de force.

Une fois l'engagement effectué, appuyer avec le levier sur le septum de façon à le refouler du côté opposé, sans crainte d'exagérer ce déplacement. Car, pour obtenir un refoulement suffisant, il est nécessaire d'aller au-delà du but. C'est pour cela, qu'ici encore, le simple levier nous paraît préférable à la pince à mors plat de M. Martin, dont une branche occupant la fosse nasale opposée, empêche un refoulement suffisant.

Pendant le refoulement de la cloison, il faut appuyer toujours fortement sur la voussure externe de l'os propre, jusqu'à ce qu'il ait pris sa position normale. Il est bon, ici encore, d'appuyer au-delà du nécessaire, car un certain degré d'œdème, du côté affaissé, peut tromper et donner une fausse apparence de niveau. L'œdème disparu, on verrait, dans ce cas, que l'os soulevé n'a pas été assez refoulé. C'est ce qui arriva à la suite d'un premier redressement, chez la malade de l'observation IV.

Troisième temps. — Repasser l'instrument dans

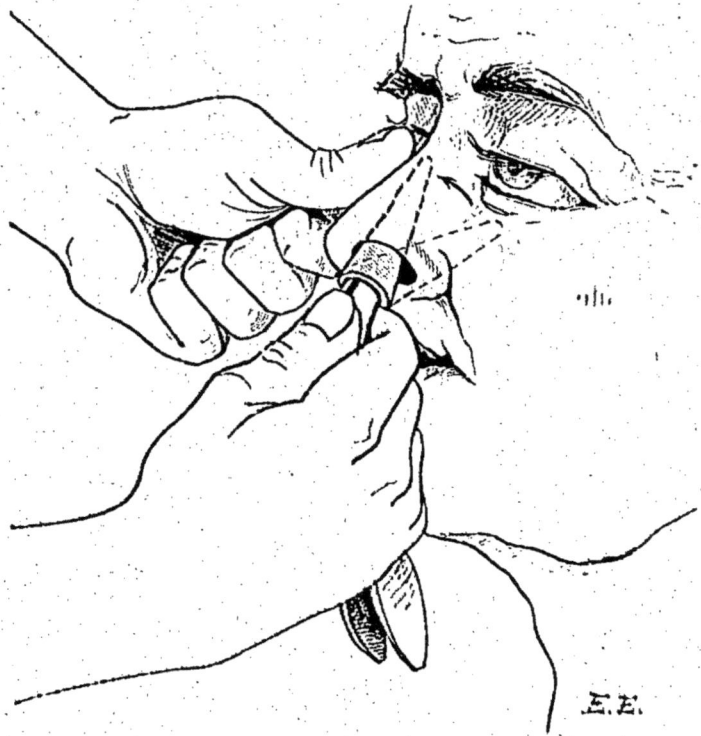

Ce dessin, dû à l'habile crayon de M. le Docteur Escat, représente la manœuvre du redressement. La main droite, à l'aide du
dilatateur de Tripier, redresse l'os gauche enfoncé. Le pouce de
la main gauche presse fortement sur la saillie de l'os droit. Le
mouvement de levier, décrit par l'extrémité du dilatateur, est
indiqué par la petite flèche.

la fosse nasale correspondant au côté affaissé,
comme moyen de contrôle et de façon à s'assurer
que le refoulement a été suffisant, mais n'a pas été
exagéré et que la cloison n'est pas déplacée de ce
côté.

Dans toutes ces manœuvres, il faut employer la
méthode bi-manuelle, de façon à tenir les os propres
entre la convexité de l'instrument et la pulpe du
pouce et de l'index de la deuxième main. Ainsi, on
exécute un véritable modelage de la région.

De la même manière se ferait le redressement à
l'aide du dilatateur de Tripier, fermé et engainé
d'un drain de caoutchouc.

Soins complémentaires de l'opération du redresse-
ment. — Les plaies extérieures seront traitées comme
les plaies ordinaires. S'il n'y a pas de plaie, mais une
simple tuméfaction, il est inutile de laisser un pansement à demeure. De simples compresses humides
suffiront à amener la résorption de l'œdème.

Généralement, il est inutile de laisser quoi que ce
soit dans les fosses nasales. Le redressement, bien
fait selon la méthode bi-manuelle, se maintient tout
seul. Le malade devra simplement éviter les chocs ou
les mouvements, qui risqueraient de reproduire la
déformation.

Mais si l'affaissement est très prononcé et l'atrésie
de la fosse nasale menaçante, on est autorisé à se
servir de drains d'ébonite habillés de gaze asepti-

que. On les place sur le plancher des fosses nasales, au-dessous d'un tampon de gaze engagée très haut dans la fosse nasale, sous l'os propre affaissé.

Généralement, le drain-tampon sera placé dans la seule fosse nasale correspondant au côté affaissé. Mais, à la rigueur, dans les cas de fractures compliquées et comminutives, on pourra en mettre un second de l'autre côté.

Ces drains-tampons devront être changés au bout de vingt-quatre heures. On les supprimera même, si cela est possible, après ce laps de temps. En tout cas, il est indiqué de les laisser le moins possible séjourner dans les fosses nasales.

L'appareil extérieur est inutile dans la plupart des fractures du nez. Son emploi ne serait justifié que dans les cas de chevauchement rebelle à tout autre procédé. Dans ces conditions, nous avons établi la supériorité de la gutta-percha.

Quant aux appareils intra-nasaux de M. Martin, ils doivent être réservés aux cas compliqués et difficiles. Leur mécanisme est très ingénieux, mais il ne peut être d'une application courante.

A quel moment convient-il d'opérer le redressement ?

Si le médecin avait la bonne fortune d'être appelé à voir le blessé aussitôt après l'accident, il est clair que le moment serait propice pour une bonne réduction. Mais il n'en va pas ainsi d'habitude. Ce

n'est que lorsque l'œdème est déjà prononcé et
la déformation notable, que le malade se décide à
demander des soins. Or, la tuméfaction apparaît,
nous le savons, quelques heures après le traumatisme. Dès lors, surtout s'il y a une plaie extérieure
ou une hémorragie, il n'est pas possible d'opérer le
redressement. On procède, comme pour toutes les
fractures ouvertes, à une minutieuse toilette de la région et on arrête le cours de l'hémorragie. Là se
bornent les premiers soins. Lorsque tout sera rentré
dans l'ordre, que la résorption sera complète, le
moment sera venu d'intervenir.

L'expérience des divers auteurs s'accorde à reconnaître que ce moment, favorable à la réduction,
commence dès le quatrième ou cinquième jour.
C'est d'ordinaire le temps nécessaire à la disparition
de l'œdème. Rarement, ce dernier persiste au-delà
de huit jours.

C'est donc, dans les cas le plus nombreux où l'intervention n'aura pu être immédiate, vers la cinquième ou sixième jour qu'il convient de procéder
au redressement. Tous les auteurs, même les plus
anciens, insistent sur l'inconvénient qu'il y aurait à
différer davantage cette opération, de crainte que la
soudure des fragments n'y mette obstacle. Hippocrate fixait à dix jours la durée de la consolidation. C'est peut-être une limite un peu faible. Cependant, nous avons vu que, dans une observation
de Boyer, la tuméfaction ayant mis dix jours à dis-

paraître, la consolidation fut si complète, qu'on ne put porter remède ni à la déformation, ni à l'obstruction du conduit lacrymo-nasal qui en était la conséquence.

Cependant cette règle de la réparation précoce souffre quelques exceptions. Nous pensons, en effet, qu'il est quelquefois possible d'intervenir avec succès à une date plus tardive. Chez les enfants notamment, jusqu'à 13 ou 14 ans, on peut espérer obtenir un bon redressement un mois et plus, après l'accident. C'est le cas de notre observation IV, dont le sujet subit une première réduction un mois après l'accident et une deuxième intervention complémentaire plusieurs mois après. Pour obtenir sûrement un bon résultat par le redressement tardif, il faut qu'il n'existe aucun cal vicieux exubérant, visible à l'œil ou perceptible par la palpation. Aussi l'excellence de cette méthode se manifeste surtout dans les cas de luxation des os propres, ou du moins lorsque prédomine la disjonction, plutôt que dans les fractures véritables.

Chez l'adulte, la valeur de ce traitement tardif est plus contestable. Il peut être indiqué d'y avoir recours cependant. Il est même possible d'en obtenir un bon résultat, lorsqu'il s'agit d'un soulèvement ou d'un affaissement limité du segment inférieur des os propres. Au contraire, l'échec est d'autant plus probable, que l'accident est plus ancien et la déformation plus prononcée.

CHAPITRE VI

Résultats — Observations

Nous avons terminé l'exposé de la technique de notre maître, touchant le traitement des fractures du nez. Comme nous l'avons énoncé au début, cette méthode se recommande par sa simplicité. Mais elle n'en est pas moins efficace. Nous pourrions appuyer cette affirmation d'un certain nombre d'observations de divers chirurgiens, qui ont obtenu les meilleurs résultats par le redressement simple, sans appareil de prothèse. Nous préférons nous en tenir à quelques-unes qui nous paraissent concluantes. De ces dernières, deux ont déjà été publiées par leurs auteurs et nous les résumons. Les trois autres sont inédites ; nous les devons à l'obligeance de M. le docteur Escat.

OBSERVATION PREMIÈRE

(Résumée.)

(Comptes rendus (1) de la sixième réunion des laryngologistes de l'Allemagne du Sud. — Heidelberg, 3 avril 1899.)

M. Wincker présente la photographie d'un malade, guéri d'une fracture compliquée du tiers inférieur des os propres avec luxation de la cloison cartilagineuse, à sa jonction avec le vomer.

Le traitement a consisté en un bon redressement sous anesthésie. Maintien de la réduction par un tamponnement à la gaze iodoformée. Guérison complète.

OBSERVATION II

(Résumée.)

(Derhanus, de Cauterets) (2)
Fracture des os propres. — Guérison complète sans appareil.

Dans un tamponnement de chemin de fer, une jeune femme de 26 ans est projetée contre la banquette d'en face. Choc sur la face latérale gauche et un peu sur le dos du nez. Epistaxis. Déviation vers la droite. Le lobule est reporté à plus de un centimètre de la ligne médiane. Pas de dépression. Mobilité anormale et crépitation. Avec la main, on provoque des mouvements de déplacement en masse, dont l'axe est

---

(1) Analysé in *Revue hebdomadaire de laryngologie, d'otologie et de rhinologie*, 1900, t. I, p. 279.
(2) *Ibid.*, 1899, t. II, p. 344.

à l'union des cartilages latéraux avec les os propres. Ceux-ci paraissent intacts, non douloureux.

Au niveau de la symphyse ostéo-cartilagineuse, douleur vive à la pression.

Ecchymose du côté gauche du nez et de la région sous-orbitaire.

Rhinoscopie antérieure ; cloison déviée à droite. A gauche, saillie convexe en haut, dépression en bas.

Réduction :

Saisie avec la main droite, entre le pouce et les trois doigts de la portion cartilagineuse. Traction en bas, en avant et à gauche.

Tamponnement de la cavité nasale droite ; durée, 12 heures. Ce tamponnement est répété pendant cinq à six jours.

Pas d'application d'appareil extérieur. Guérison au bout de vingt-cinq jours.

La conclusion que l'auteur s'est cru autorisé à tirer de cette observation est la suivante :

« Dans les fractures de la portion cartilagineuse du nez, il n'est pas toujours nécessaire d'appliquer un appareil contentif inamovible. Un tamponnement de l'une ou l'autre fosse nasale suffit à maintenir le nez en position normale. Mais ce tamponnement doit être souvent renouvelé, entrecoupé de lavages et d'applications antiseptiques variables suivant le cas, pour éviter l'infection.

« La mobilisation imprimée au siège de la fracture par ces pansements répétés ne nuit aucunement à la consolidation dans les délais normaux. »

OBSERVATION III

(Inédite.)

(M. le docteur Escat.)

Fracture des os propres. — Redressement. — Guérison sans appareil.

J. R..., 19 ans, se présente à nous le 17 avril 1899. Il vient d'être victime d'une chute de bicyclette. Plaie et fracture du nez. La fracture a été directement provoquée par une pierre anguleuse sur laquelle le malade a été précipité.

Il y a déjà quelques heures que l'accident s'est produit. Tuméfaction énorme du nez. Hémorragie par les deux narines, contenue par deux tampons.

Au premier examen, nous ne pouvons faire d'autre diagnostic que celui de plaie contuse siégeant au niveau des os propres et surtout étendue du côté gauche ; la déviation du nez vers la droite est peu prononcée.

Désinfection de la plaie et pansement antiseptique.

Du côté endo-nasal, nous enlevons des caillots.

Région supérieure du septum, répondant à la lame ethmoïdale refoulée à droite.

Le sujet dit ne pas pouvoir respirer de ce côté, alors qu'avant l'accident la fosse nasale était parfaitement libre.

Nettoyage endo-nasal à l'eau oxygénée et prescription d'une pommade à la résorcine trois fois par jour.

Six jours après, disparition presque complète de l'œdem.

Le nez est manifestement déformé. A la palpation, on perçoit une dépression angulaire oblique sur l'os propre gauche affaissé et on sent par la pression à ce niveau une crépitation très nette. Le fragment, déprimé légèrement, se soulève avec rénitence du côté droit. On sent là un soulèvement longitudinal, qui paraît répondre à la ligne d'articulation de l'os propre droit avec l'apophyse montante du maxillaire correspondant. Mais il n'y a pas, en ce point, de crépitation.

Examen endo-nasal :

Cloison ecchymotique à droite et à gauche. Très refoulée, en haut, vers la droite.

Application de tampons de cocaïne à 1/20 dans chaque fosse nasale.

Redressement avec une curette de Volkmann, coiffée d'un drain de caoutchouc. La curette est introduite d'abord dans la fosse nasale gauche. Redressement de l'os propre de ce côté, pendant que le pouce de la main resté libre appuie sur l'os propre droit.

Après cela, introduction de l'instrument dans la fosse nasale droite et refoulement vers la gauche de la cloison.

L'opération a été faite sous la seule anesthésie locale. Elle a été très douloureuse et n'a pu être menée à bonne fin que grâce au courage du blessé.

Pas d'appareil ni intérieur ni extérieur.

Au bout de quinze jours, nous revoyons le malade. Son nez est en très bonne position. Pas de déviation ; cicatrice indélébile sur la peau au niveau de l'os propre gauche. A la palpation du nez à gauche, ni dépression, ni crépitation. A peine sent-on par la palpation un très léger soulèvement à droite.

OBSERVATION IV

(Inédite.)

(M. le docteur ESCAT.)

**Fracture du nez. — Deux redressements à trois mois d'intervalle.
Pas d'appareil de prothèse. — Guérison.**

M. de C..., de Castres, nous présente, le 5 janvier 1909, sa fillette, âgée de 6 ans. Cette enfant, à l'occasion d'une chute dans un escalier, survenue il y a un mois environ, a subi une contusion violente sur le nez. Il y a eu, dès l'accident, hémorragie abondante par les deux narines, puis un gonflement considérable du nez avec ecchymose. A la suite de quelques soins locaux, compresses humides et applications antiseptiques dans les fosses nasales, conseillés par le médecin traitant, ecchymose, œdème sous-cutané et douleur ont rapidement disparu. Mais à mesure que l'œdème disparaissait, une déviation nasale très nette se dessinait, s'accusant de jour en jour et s'accompagnant d'un enchifrènement marqué de la narine droite.

C'est pour ces troubles consécutifs que nous étions consulté.

Le nez de l'enfant est, en effet, manifestement déformé et d'une façon très disgracieuse. L'os propre gauche est fortement dévié à gauche, tandis que l'os droit est plutôt déprimé. Le lobule nasal est dévié vers la gauche ; la ligne qui répond au dos du nez décrit une courbe très accentuée à convexité gauche.

La respiration nasale est surtout compromise à droite. Avec le rhinomètre de Glatzel nous obtenons, en effet, deux taches de buée très inégales ; la surface de la tache droite est inférieure à la gauche des deux tiers environ.

Au rhimanomètre nous obtenons, à gauche, 5 comme expiration et 6 comme inspiration. A droite, nous obtenons seulement 2 1/2 comme expiration et 2 comme inspiration.

A la palpation externe de l'auvent nasal, on ne perçoit ni arête saillante, ni irrégularité, ni mobilité anormale. La pression n'éveille pas de douleur.

A la rhinoscopie antérieure, nous constatons une légère inflexion du cartilage quadrangulaire et de la lame perpendiculaire de l'ethmoïde vers la fosse nasale gauche. L'entrée de la fosse nasale droite est atrésiée par l'affaissement de l'os propre droit.

Nous proposons le redressement sous anesthésie générale, qui est accepté.

Le lendemain, 6 janvier, nous procédons à cette opération, avec le concours du docteur Laval.

Nous appliquons d'abord deux tampons de la solution cocaïne-adrénaline, un dans chaque narine, en les poussant assez profondément dans la cavité nasale proprement dite. Au bout de vingt minutes, les tampons sont retirés ; nous donnons le chlorure d'éthyle, comme pour un curettage du naso-pharynx, et nous procédons rapidement au redressement, en utilisant comme levier redresseur, la pince employée par Mounier pour la résection sous-muqueuse de la cloison.

Premier temps. — Cette pince — tenue fermée et engaînée d'un tube à drain, fermé lui-même à son extrémité par trois ou quatre tours de fil — est introduite, après avoir été bien vaselinée, d'abord dans la fosse nasale gauche. Par un mouvement latéral de gauche à droite, nous refoulons le septum vers la droite, pendant qu'avec le pouce de la main gauche nous exerçons dans le même sens une légère et douce pression sur l'os propre gauche soulevé.

Deuxième temps. — Puis retirant l'instrument de la fosse nasale gauche, nous le prenons de la main droite et l'introduisons dans la fosse droite. Après avoir engagé l'instrument horizontalement, parallèlement au plancher, nous inclinons le manche en bas vers la bouche, afin de faire exécuter à l'instrument un mouvement de levier, ayant pour but de dilater la fosse droite de bas en haut et de soulever l'os propre droit affaissé.

Pendants cette manœuvre, le pouce de la main droite, exécutant une manœuvre inverse, déprime fortement l'os propre gauche, pour le ramener à sa position normale.

Troisième temps. — Pour être sûr de n'avoir pas trop affaissé l'os propre droit et de n'avoir pas dépassé le but poursuivi, nous repassons dans chaque fosse nasale, tant à droite qu'à gauche, une curette de Volkmann engaînée d'un drain, la convexité tournée vers l'os propre, et nous la faisons glisser d'arrière en avant et de haut en bas, sous la gouttière formée par la concavité des os propres, pendant que la main exécute du côté de la peau un mouvement parallèle.

Nous cherchons ainsi à modeler pour ainsi dire la surface de l'os propre.

Ce redressement fut exécuté en quelques secondes, c'est-à-dire en bien moins de temps qu'il n'en faut pour le décrire. Après la séance, le nez paraissait parfaitement droit.

Le soir même, comme il fallait s'y attendre, une tuméfaction nouvelle enveloppa de nouveau le nez, qui resta un peu douloureux, pendant huit jours environ. On introduisit simplement dans chaque narine deux ou trois fois par jour, de la pommade à l'aristol.

Quinze jours après, le père nous écrivait que tout était rentré dans l'ordre, mais que le redressement, tout en étant très appréciable, n'était pas absolument parfait.

Le 30 mars, nous revoyions l'enfant. Il persistait encore, en effet, une légère déviation. Nous comprimes que l'intervention n'avait pas été assez énergique.

Le lendemain, 31 mars, sur la demande de la famille, nouvelle séance de redressement sous le chlorure d'éthyle et en procédant exactement de la même façon.

Mais, cette fois, nous exagérons le redressement au point de chercher à obtenir une déviation inverse. Nous ne cherchons pas seulement à ramener sur la ligne médiane le nez, dévié à gauche, mais aussi à le refouler un peu vers la droite.

Nous exagérons aussi l'abaissement de l'os gauche soulevé et le soulèvement de l'os droit affaissé.

Les suites furent aussi simples que la première fois.

Le 7 juillet 1909, le père nous écrivait que le nez de l'enfant, d'une rectitude parfaite, ne portait plus la moindre trace du traumatisme.

OBSERVATIONS V

(Inédite.)

(Due à l'obligeance de M. le docteur Escat.)
Fracture du nez. — Redressement sans appareil. — Guérison.

Le 10 septembre 1909, je suis consulté par Mme B..., 42 ans, de Lamalou, qui, de passage à Lourdes, a fait une chute dans l'escalier de son hôtel et s'est fracturé le nez.

L'accident est survenu il y a quatre jours. Il y a eu hémorragie nasale abondante, puis tuméfaction rapide. Après l'application de quelques compresses humides l'œdème a disparu, ne laissant que des ecchymoses et une déformation.

Actuellement, le dos du nez présente une ensellure considérable ; de plus il est fortement dévié à gauche.

Madame B..., affirme qu'avant l'accident, elle avait un nez très bien conformé et que le dos nasal, loin d'être ensellé, était parfaitement semblable, comme forme, au nez de sa fille âgée de 20 ans, qui est présente à la consultation.

Le nez de la jeune fille, étant, en effet, très droit, si nous le prenons comme élément de comparaison, la déformation subie est considérable.

A la palpation, le nez est très douloureux. Cette exploration nous fait percevoir de la mobilité et une crépitation très nettes au niveau du segment inférieur de l'os propre gauche ; mais la douleur éprouvée par la blessée nous empêche de préciser la direction des traits de fracture.

L'examen rhinoscopique montre une légère tuméfaction de la muqueuse de la cloison et un refoule-

ment de la partie supérieure de cette dernière vers la
fosse nasale droite. Néanmoins, la fonction respira-
toire n'est pas très gênée.

Le lendemain, 11 septembre, je procède au redressement, sous chlorate d'éthyle, avec l'assistance
du Dr Constantin.

L'anesthésie et l'ischimie locales ont été également
assurées, par le maintien pendant 20 minutes, sur les
deux faces de la cloison, d'un tampon d'ouate imbibé
de cocaïne à 1/20 et d'adrénaline à 1/2000.

La technique suivie fut exactement celle utilisée
pour la fillette de l'observation IV.

Au cours de la manœuvre du redressement, je pus
très bien constater, et beaucoup plus nettement que
la veille, la mobilité et la crépitation et je pus m'assurer que la fracture était comminutive. J'eus la sen-
sation d'une brisure de l'os propre gauche en 2 ou 3
fragments, sinon plus.

Du côté droit, il n'y avait, me semble-t-il, que
déplacement en totalité de l'os propre. Il me parut
aussi que les apophyses montantes des maxillaires
avaient été respectées.

Après le redressement, le nez de Mme B... paraisс-
sait très droit, bien symétrique, et l'ensellure avait
disparu. Le dos du nez était redevenu aussi rectiligne
qu'avant l'accident, s'il faut en croire le témoignage
de la fille de Mme B... qui assistait à l'opération.

Toutefois, en palpant légèrement le dos du nez,
on apercevait une arête mobile à la pression, ce qui
semblait nécessiter l'application d'un petit appareil
protecteur. Mais Mme B... se déclarant satisfaite et dé-

sirant repartir immédiatement pour Lamalou, me
mit dans l'impossibilité de procéder à l'application
de l'appareil. Elle se contenta de maintenir des compresses humides sur le nez.

Trois mois après, ayant pris de ses nouvelles, j'ap-
pris que le redressement s'était bien maintenu, mais
qu'une légère aspérité soulevait la peau du nez du
côté gauche. Toutefois, Mme B... se déclarait satisfaite du résultat obtenu et jugeait que la très légère
irrégularité, que présentait encore la surface de son
nez, ne justifiait pas une nouvelle intervention.

Tels sont les résultats du traitement simplifié des
fractures du nez. Nous n'ajouterons rien à l'exposé
des observations qui précèdent. En face des succès
remarquables qu'elles représentent, il est permis
de dire que si l'insouciance des malades atteints de
fractures du nez explique les difformités disgracieuses
que l'on rencontre trop souvent, la faute n'en devrait
jamais pouvoir être imputable à l'incurie du médecin.

CONCLUSIONS

___

Arrivé au terme de cette étude, nous nous croyons autorisé à formuler les conclusions suivantes :

La constitution anatomique du squelette nasal et la disposition en voûte des os propres leur permet souvent de résister aux traumatismes

Cette même disposition, et l'absence de tout muscle important, explique que, dans les fractures du nez, les fragments redressés aient peu de tendance à se déplacer de nouveau.

Aussi les appareils intra-nasaux, mal supportés d'ordinaire, ne doivent être employés qu'exceptionnellement.

Des appareils extérieurs le plus propre, le plus léger, le plus commode à appliquer, est l'appareil en gutta-percha.

Mais cet appareil est lui-même rarement utile. La consolidation en bonne position est presque toujours obtenue avec un bon redressement de la déformation. Ce redressement peut être fait avec un instrument de chirurgie courante, tel que la curette de Volkmann ou le dilatateur de Tripier. On doit toujours l'opérer avec les deux mains, l'une maniant l'instrument, tandis que l'autre pratique un vrai modelage de l'auvent nasal.

Le redressement peut être immédiat, différé ou tardif. C'est d'ordinaire six à huit jours après l'accident que la réduction se fait le plus commodément. Le redressement tardif, efficace chez l'enfant surtout et dans les cas de luxation, est d'autant plus difficile que la lésion est plus ancienne et la déformation plus marquée.

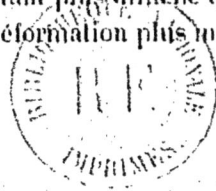

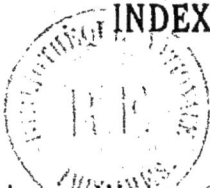

INDEX BIBLIOGRAPHIQUE

ADAMS (W.). — *On the treatment of broken-nose by forcible straightening and mechanical retentive apparatus* (in *The Brith. med. Journ.*, 2 octobre 1875).

ALBERT (L.). — *Lehrbuch der Chirurgie und Operationslehre* (Wien, 1887, p. 229).

Avicennæ, Arabum medicorum principis, Gérard de Crémone, Venise 1608, t. II, p. 193.

BELL (B.). — *Cours complet de chirurgie théorique et pratique*, traduit de l'anglais par Bosquillon, Paris, 1796.

BLOIS (A. de), de Boston, — *Fractures of the nose*, XII° Congrès annuel de l'Association américaine de laryngologie. (Washington, 1, 2, 3 mars 1900.) (Anaylsé in *Revue hebdomadaire de laryngologie, otologie et rhinologie*, 1901, t. II, p. 136.)

BOURGUET (d'Aix). — *Revue médico-chirurgicale* 1851, t. X, p. 82.

BOYER (A.). — *Leçons sur les maladies des os*, Paris, 1803.

CASABIANCA. — *Des affections de la cloison des fosses nasales.* (Thèse de Paris, 1879.)

CANTER (W.). — *The treatment of fractures and depressed deformitis of the nose by a new method with the use of a combined bridge and intranasal splints.* (Laryngoscope, Saint-Louis, 1908, XVIII, 683-691.)

CELSE. — *Traité de la médecine en huit livres*, traduction de MM. Fouquier et Ratier, 1824.

CHARTIER (René). — *Operum Hippocratis et Galeni*, etc., t. XII ; *Galeni de fasciis liber*, p. 484, Paris, 1679.

CHEVALLET. — *Traitement des fractures du nez par l'appareil plâtré.* (Thèse de Lyon, 1889.)

COZZOLINO (di Napoli). — *Deviazioni della setto nasale, della ossa e cartilagini nasali* (il Morgagni, 1886.)

DEPIERRIS (de Cauterets). — *Une observation de fracture du nez.* (Revue hebdomadaire de laryngologie, otologie et rhinologie, 1899, t. II, p. 344.)

DIEFFENBACH. — *Wochenschrifft für die gesammte Heilkunde.* Berlin, 1841, p. 617.

DUMREICHER (von). — *Fractura ossis nasi dextri complicata* (in Allgemeine Wiener mediz. Zeit., 31 juli 1766, p. 247).

DUVERNEY. — *Traité des maladies des os*, t. I, p. 172, Paris, 1751.

DZONDI — (In *Dictionnaire médical*, Paris, 1840, p. 54

et in *Traité des fractures*, Hamilton, traduct. Poinsot, p. 100.)

FABRICE D'ACQUAPENDENTE. — *OEuvres chirurgicales*,
p. 316, Lyon, 1674.

FRAUDENTHAL. — *Fracture des os propres du nez avec
déviation et perforation de la cloison*. Académie
de médecine de New-York, 26 novembre 1902.
(Analysé *in Revue hebdomadaire de laryngologie, d'otologie et de rhinologie*, 1903, t. II, p. 104.

FREYTAG (de Magdebourg). — (*Monast. für ohrenheilk.*
mai 1896, n° 5, p. 217.) Zur kenntniss der nasen-
fracturen.

GABEL. — *Fractures rares du nez*, (*Revue hebdomadaire de laryngologie otologie et rhinologie*,
1897, p. 205.

GÉRARD-MARCHANT. — In *Traité de Chirurgie*, Duplay
et Reclus, t. IV.

GERDY. — *Traité des bandages*.

GOUGUENHEIM. — *Les traumatismes de la cloison nasale*. (*Semaine Médicale*, 16 septembre 1896.)

GROSS (de Philadelphie). — In *Lefferts*.

GUY DE CHAULIAC. — *La Grande Chirurgie*, 1363.
Revue et collationnée sur les manuscrits et im-
primés latins et français, par Nicaise. Paris, Al-
can, 1890, p. 273.

HAMILTON. — *Traité des fractures et des luxations*
traduit par Poinsot, Paris, 1884, p. 93.

HEISTER. .. *Institutiones chirurgia*, traduit par M. Paul, Avignon, 1770.

HIPPOCRATE. — *Traduction de E. Littré*, t. IV, p. 159. Paris, 1844.

HOVORKA (O.). — *Die auessere Nase*, Wien, 1893.

HUBERT. — *Ueber die Verkrum der Nasenschei dewand und deren Behandlung*, (Inaug. diss. Heidelberg, 1886.)

JURASZ. — In *Hubert*.

KASTNER (de Bordesholm). — *Fractures et luxations de l'os nasal*. Deutsch. Klin., Vienne, 1873, n° 12.

KORNIG. — In *Bullet. de laryngologie, otologie et rhinologie*, 1908, p. 120.

LEFFERTS (G.) (de New-York). — *Affections médicales et chirurgicales du nez*, etc.. (In *Encyclopédie internationale de Gosselin*, t. V, p. 469.)

LISFRANC. — *Journal de médecine et de chirurgie pratique*, Paris, 1842, t. XIII, p. 125.

LONGUET. — *Luxation des os propres du nez*. (Recueil de médecine militaire, 1831, p. 280.)

MALGAIGNE. — *Traité des fractures et des luxations*, 1847, t. I, p. 689.

MARCHETTI. — *Syllog. obs. méd. chir. rariorum*, obs. XXVIII.

MARTIN (C.). — *Lyon chirurgical*, 1er janvier 1910.

MASON (L.-D.). — *An improved method of treating*

depressed fractures of the nasal bones. (Ann. anat. et surgic. soc. Brooklynn, New-York, 1880, p. 107).

MOLLIÈRE. — Note sur la chirurgie esthétique du nez. Lyon Médical, 1838, p. 555.

MOREL-MACKENZIE. — Traité pratique des maladies du nez, traduit de Moure et Chavazac, Paris, 1887, p. 208.

Notes of hospital practice, Bellevue-Hospital (in the New-York medical journal, t. XXI, p. 670, 1875).

NÉLATON et OMBRÉDANNE. — La Rhinoplastie, 1904.

NOVÉ-JOSSERAND. — Lyon Médical, 26 mars 1905.

ORIBASE. — Traduction de Bussemaker et Daremberg, Paris, 1862, t. IV, p. 140 et 195.

PACKARD (J.-U.) (de Philadelphie). — Lésions traumat. des os, fractures (in Encyclop. int. de chirurg. (Gosselin), t. IV, p. 67.

PARÉ (Ambroise). — OEuvres complètes, t. II, p. 305, Paris, Baillère, 1840).

PAUL D'EGINE. — Traduction de René Briau, p. 387, Paris, 1855.

PEGLER. — Association médicale britannique, août 1898. Analysé in Annales des maladies de l'oreille, du larynx, du nez et du pharynx, 1899.

PETIT (J.-L.). — Traité des maladies des os, 1735, t. II p. 53.

Philipps. — Rapport sur un instrument de M. Boissonneau. (*Bulletin* de l'Académie royale de médecine de Belgique: Bruxelles, 1846-47, p. 476.)

Poinsot. — In *Nouveau Dictionnaire de médecine et de chirurgie*, t. XXIV, p. 11, Paris, 1877.

Roe (John). — *Medical Record*, New-York, 1891, p. 57.

Association américaine de laryngologie, XV° Congrès, Brooklynn, 16-18 mai 1898. — *The treatment of fractures of the nose.*

Rollet (de Blois). — Un cas de fracture compliquée de la cloison du nez. (*Annales médicales du Centre*, septembre 1901, n° 36, p. 443.)

Rosenthal. — *Sur les déformations de la cloison du nez et de leur traitement chirurgical.* (Thèse, Paris, 1888.)

Royère (U.). — Fracture des os du nez, guérie à l'aide d'une machine compressive. (*Recueil de médecine militaire*, 1820, p. 286.)

Smith. — *Boston medical and surgical journal*, 1895, t. CXXXII, p. 487.

Spillmam. — Article *Nez* du *Dictionnaire de Dechambre*.

Stromeyer. — *Handbuch der Chirurgie*, p. 701.

Verduc. — *Manière de guérir les fractures et les luxations par le moyen des bandages*, Paris, 1712, p. 40.

Wetter (d'Anvers). — Ecrasement du nez ; restauration prothétique. (*Annales de médecine physique*, 15 avril 1908.)

Walsham. — *Some remarks on the treatment of deformities of the nose following injury* (in the Lancet, 20 septembre 1881, p. 486).

— *A. New Method*, etc. (in the Lancet, 25 février 1888.)

Weber (O.). — *Fracturen und dislocationen der Nasenbeine und des nasengerüstes* (in Handbuch der allgem. und speciellen chirug. von Pitha und Billroth, A. B. T. I. A., t. III, p. 179).

Zuckerkandl (T.). — *Anatomie normale et pathologique des fosses nasales et de leurs annexes pneumatiques*. Traduction française de Lichtzvitz et Garnault. Paris, Masson, 1895.

Toulouse. — Dirion, libraire, rue de Metz, 22.

TABLE DES MATIÈRES

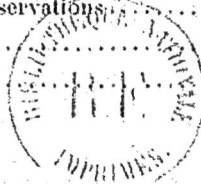

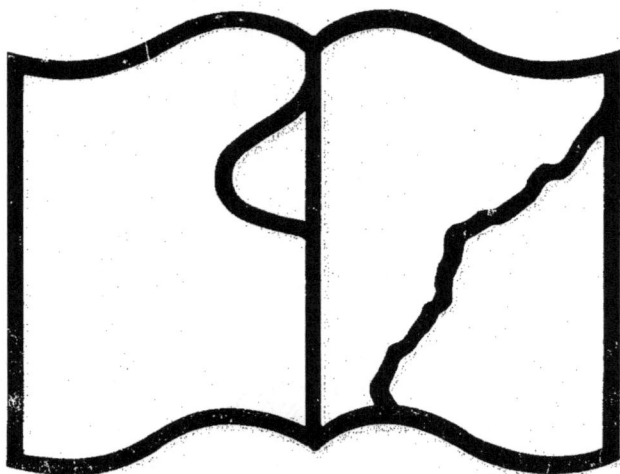

Texte détérioré — reliure défectueuse

NF Z 43-120-11

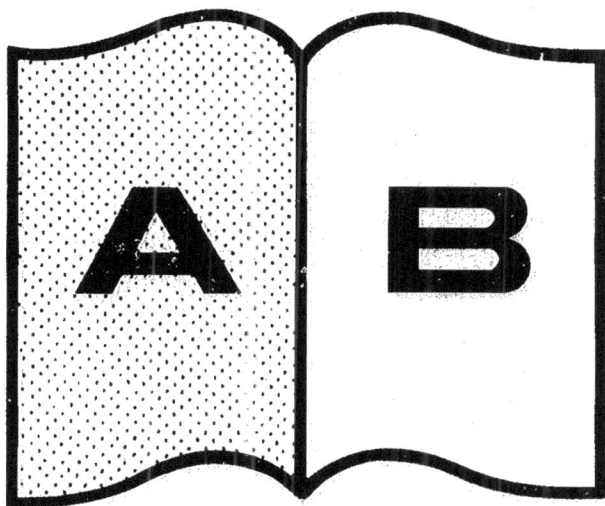

Contraste insuffisant

NF Z 43-120-14

www.ingramcontent.com/pod-product-compliance
Lightning Source LLC
Chambersburg PA
CBHW071456200326
41519CB00019B/5755